盛增秀验案说解

盛增秀全国名老中医药专家传承工作室策划

庄爱文　王文绒　编

中医古籍出版社

图书在版编目（CIP）数据

盛增秀验案说解/庄爱文，王文绒编．–北京：中医古籍出版社，2017.5
ISBN 978 – 7 – 5152 – 1469 – 6

Ⅰ. ①盛… Ⅱ. ①庄…②王… Ⅲ. ①中医内科学 – 医案 – 汇编 – 中国 – 现代 Ⅳ. ①R25

中国版本图书馆 CIP 数据核字（2017）第 083894 号

盛增秀验案说解

庄爱文　王文绒　编

责任编辑　刘　婷
封面设计　韩博玥
出版发行　中医古籍出版社
社　　址　北京东直门内南小街 16 号（100700）
印　　刷　三河市华东印刷有限公司
开　　本　710mm×1000mm　1/16
印　　张　11
字　　数　130 千字
版　　次　2017 年 5 月第 1 版　2017 年 5 月第 1 次印刷
印　　数　0001~2000 册
书　　号　ISBN 978 – 7 – 5152 – 1469 – 6
定　　价　26.00 元

内容提要

　　本书系"盛增秀全国名老中医药专家传承工作室"策划编写。盛氏从事中医临床和科研工作 50 余年，学验俱丰，临证擅治呼吸和消化系统疾病，诸如急慢性支气管炎、慢性胃炎和溃疡病等，同时对疑难杂症亦有潜心研究。本书本着"少而精"的原则，不求面面俱到，选录了其中 26 个病种 83 则验案，每案记录原文，并加按语予以分析，尤其是"说解"一项，精要地阐述了盛氏治疗该病的心得和体会，旨在突出其学术特长和理法方药运用上的经验。因此，本书具有良好的学术和应用价值，适合于广大中医、中西医结合人员及中医院校学生阅读和参考，也是中医业务爱好者的良好读物。

编写说明

　　盛增秀老师系"盛增秀全国名老中医药专家传承工作室"导师，享受国务院政府津贴专家、国家中医药管理局中医文献学重点学科学术带头人、中华中医药学会体质分会顾问、浙江省中医药研究院资深研究员。盛师从事中医临床和科研50余年，学验俱丰，成绩斐然，特别是其传承工作室建立以来，他不顾年老体弱，始终坚持临床和科研工作，我们作为盛师传承工作室的成员，侍诊左右，亲聆教诲，获益匪浅。盛师对医案十分重视，长期致力于古代名家医案的整理研究，先后主编了《重订王孟英医案》《赤厓医案评注》《常见病症古代名家医案选评丛书》《古代名医真假疑似病案赏析》《医案书法合璧欣赏》《阮氏医案评议》等书。这里特别值得一提的是，盛师领衔编撰的中医类书《医案类聚》，其篇幅之多，内容之丰，堪称医案著述中前所未有。盛师针对时下有些医生书写医案粗枝大叶，字迹潦草，草率为之的不良现象，指出肩负"人命关天"重任的医生，必须充分认识医案是关系到医术医德的一件大事，切勿等闲视之。他还为我们专题讲解了医案书写的方法，强调每则医案尤其是初诊医案，理法方药应具备完整性和一致性；诊断必须要明确，特别对于真假疑似病证的辨别应充分表述清楚，以资鉴别；文句力求富有文采，避免出现错字和病句；字迹要清晰端正，切忌潦草；适当引用据典加以佐证；疗效评价要实事求是，不能任意拔高，言过其实等，并举例予以说明，听后犹如醍醐灌顶，启发良多。盛师还身教重于言教，临证书写医案十分认真细致，给后辈留下了颇多的医案精品。为传承和弘扬盛师的临床经验和学术特长，我们本着

"少而精"的原则，特选录其26个病种83则验案，并根据盛师的说解，进行整理编写。"说解"是指盛师对该案该病的着力阐发，即触类旁通，举一反三，借题发挥，加以引申，不仅仅局限于对该案本身的解释，但又注意点到即止，避免面面俱到，在体例上显然与其他医案著述有所不同，有所改进。

每则医案的标题由整理者所加，系针对该案的病种、病因、病机和治法等，加以提炼而成，旨在提絜其要领，突出其特色，起到提示作用。

因为本书是医案著述，盛师对医案的撰写十分重视，并有不少独到的见解，故书末附盛师在有关学术会议上所做的学术报告"借古鉴今 写好医案"，以供参考。

限于整理者水平，书中错误和不足之处在所难免，敬请读者指正。

整理者于 2016 年 12 月 18 日

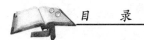
目　　录

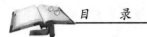

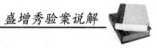

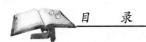

例2：热毒炽盛肺热上熏致痤疮案 …………………（130）

例3：痤疮从疮毒论治案 ………………………………（130）

湿癣验案 ……………………………………………………（133）

例1：湿热皮疹瘙痒案 …………………………………（133）

例2：清热利湿祛风解毒治湿疹案 ……………………（133）

例3：外洗方治湿癣案 …………………………………（134）

湿热病验案 ………………………………………………（137）

例1：脾虚湿重于热案 …………………………………（137）

例2：湿热蕴中热重于湿案 ……………………………（138）

例3：下焦湿热淋证案 …………………………………（139）

例4：湿热蕴中胃痞案 …………………………………（140）

冬令膏方进补案 …………………………………………（145）

例1：气血亏虚虚劳案 …………………………………（145）

例2：年逾古稀肾虚体衰案 ……………………………（146）

例3：癌肿术后扶正祛邪并治案 ………………………（147）

例4：温补脾肾兼祛风通络案 …………………………（148）

例5：心脾肾三脏俱虚致经间期出血案 ………………（149）

例6：本虚标实补消兼治案 ……………………………（150）

例7：气血两虚肝肾不足案 ……………………………（151）

例8：心脾两虚冲任不调案 ……………………………（151）

借古鉴今　写好医案 ……………………………………（156）

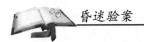

昏迷验案

[案例]

暑温昏迷二十六天得救案

陈某某，女性，21 岁，1962 年 7 月 20 日初诊。

患者因发冷发热 7 天，抽搐 1 天，伴昏迷 19 小时，于 1962 年 7 月 4 日入院，经理化检查，确诊为流行性乙型脑炎，采取西医西药治疗。时至今日，神志仍昏蒙，体温 38℃，不语，颈项微强，四肢抽搐，喉间痰鸣，小便失禁，舌边尖淡红，苔厚浊，脉象缓滑。参合脉证，系暑热夹痰浊上蒙心窍，神明被遏，厥阴肝风乘机煽动，症成痉厥。姑拟芳香化浊，涤痰开窍，兼以清热息风。

郁金 9g、菖蒲 9g、钩藤 12g、藿香 9g、川贝 9g、清水豆卷 12g、石膏 18g、茯神 12g、丝瓜络 12g、知母 9g、大青叶 30g（煎汤代水），至宝丹一颗（研冲）。

二诊（1962 年 7 月 22 日）：神识昏蒙未清，瘛疭尚剧，体热未退，舌苔微黄浊腻，脉象弦滑带数，热邪虽轻，痰浊颇盛，治当涤痰化浊、开窍息风为主。

郁金 9g、菖蒲 9g、钩藤 12g、藿香 9g、川贝 9g、带心连翘 12g、带心麦冬 9g、石膏 18g、僵蚕 9g、丝瓜络 12g、羚羊角（先煎）3g、天竺黄 4.5g、陈胆星 6g、大青叶 30g（煎汤代水）、竹沥 30g（加姜汁三滴冲），苏合香丸一颗（研冲）。

说明：上方随证加减，一周后，抽搐大减，体热亦退。至7月29日神识转清，厚浊之苔已化，脉转和缓，知其痰浊渐清，热邪退舍，惟神识尚见迟钝，不语，小便失禁，右手足活动不利，邪却津枯，再以养阴益胃，佐以通络透声。

生地黄12g、百合12g、太子参9g、菖蒲6g、钩藤12g、远志6g、竹沥半夏9g、制射干3g、蝉衣9g、茯神9g、忍冬藤18g、莱菔子9g、清炙甘草3g。

服前方两剂，语声已出，减去蝉衣、射干，加入养血舒络药如地龙、鸡血藤、丝瓜络等。再过一周，语音清楚，纳食如常，舌苔薄黄，仅右手足活动欠利，此乃大病之后，正虚邪恋，营血不足，经脉失养，余邪痹阻络隧所致，宜养血和营，舒筋活络，离院后回家调理，以善其后。

生地黄12g、当归9g、赤白芍各9g、秦艽6g、地龙6g、鸡血藤12g、木瓜6g、橘络3g、清炙甘草3g。

按：本例初诊时，根据当时的体温、舌苔、脉象等情况，认为此际虽有邪热，而痰浊尤为严重，暑热夹痰浊上蒙心窍，下传厥阴，引动肝风，是本病的基本机制。因此，主张以化痰浊、清暑热为治疗的基本方法，更侧重于化痰浊的一面。理由是，无形之暑热，必借有形之痰浊为依附，若专事清热，而置痰浊不顾，不仅热不得清，反使痰浊胶固，邪热遏郁不达，昏蒙痉厥自然不能向愈了。所以在清热息风的同时，重用藿香、清水豆卷、菖蒲、郁金、天竺黄、陈胆星、竹沥等涤痰化浊之品，投药后，患者神志逐渐转清，抽搐亦减，竟至基本恢复。这是根据患者所表现的一系列症状，参合舌脉，分析发病的原因，抓住矛盾的重点，然后对症发药，始获得预期的疗效。（与王锦云医师同诊）

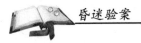
[说解]

昏迷是以神志不清为特征的一种危重症状，亦有称"神昏""昏厥""昏愦"者。中医历代文献对此早有记载，如《素问·至真要大论》就有"郁冒不知人"的记载。《伤寒论》记述阳明腑实证、热入血室证、蓄血证等均可能出现神志昏愦的症状，后世则更有重要阐述和发挥。

盛师认为，昏迷的原因，可归纳为外因（如伤寒、温病、瘟疫等）、内因（如中风、癫痫等）和不内外因（如脑部外伤等）三大类。他针对上列暑温病例，着重讲解了温病出现神志昏迷的病因病机，指出温邪侵入心包或深入营血，或痰浊蒙闭神窍等均可见之，各有症候可辨。并重点介绍了热病神昏运用开窍法的经验和体会。

他回顾在撰写《温病研究》一书中对开窍法有专文阐述，指出：开窍法是采用芳香通灵的药物，以清透热邪，开闭通窍，使昏瞀的神志恢复清醒的一种治疗方法，于热病急症有着重要的作用。

在温病过程中，由于邪陷心包证的病因、病机有所不同，故开窍法的应用，有凉开和温开之分。

1. 凉开

此类方剂大都由开窍与清热、凉血、解毒药物相合而成，适用于温邪内陷心包，或痰热蒙蔽心窍，症见高热烦躁，神昏谵语，痰壅气粗，或手足瘛疭，舌謇肢厥，舌质红绛，苔黄燥，脉细滑数。代表方剂有至宝丹、紫雪丹、安宫牛黄丸、神犀丹等。

至宝、紫雪、安宫牛黄丸，合称为"三宝"。其作用同中有异，我省嘉兴地区中医界流传这样一首谚语："瓶瓶甏甏（形容躁动之状）紫雪丹，勿声勿响至宝丹，糊里糊涂牛黄丸"，形象地说明了止痉息风紫雪为强，开窍醒神至宝为胜，解毒豁痰安宫更妙，临证应用当有所选择。我院已故名老中医潘澄濂研究员于此亦颇有心得，他分析了三方组成药物的异同：犀角（现用水牛角代）、麝香三方均有之，西黄、朱砂、腰黄、冰片四药，至宝丹与安宫牛黄丸二方用之，羚羊仅紫雪用之，余二方未用。于是认为开窍的作用，至宝、安宫之力较胜，而平肝息风之功，则以紫雪为佳。且紫雪配有四石、三香、升麻、玄参和朴硝，清热、镇静、泻下作用是其所长；至宝丹有玳瑁、琥珀之安神、利尿，此为与紫雪、安宫所不同点；而安宫用栀子、芩、连清三焦之火，泻肝胆之热，为至宝、紫雪所未备。故三方虽都有开窍作用，而紫雪重在清阳明之热，安宫主以泻肝胆之火，至宝长于宁心安神，其功效各有不同，故其适应证，亦有差异。如此分析比较，确能发微阐幽，醒人耳目。

2. 温开

此类方剂多由芳香性的药物所组成，性偏温燥，具有辟秽化浊、逐痰开窍等作用，故宜于痰湿秽浊蒙蔽心包，神明被遏，而出现神识昏沉，时清时昧，喉间痰壅，舌苔垢腻，热不甚高等症。代表方剂有菖蒲郁金汤、苏合香丸、牛黄抱龙丸、太乙紫金锭等。

菖蒲郁金汤由芳香开窍与清热涤痰药相伍而成，从全方组成药物来看，偏重于温开，为治湿热痰浊蒙蔽心窍，堵塞灵机之通用方。

苏合香丸由大队芳香利气的辛温药物组成，开窍通灵之力较强，故宜于触感秽浊之气，邪蒙心窍，以致神识闷瞀，伴腹满胸

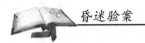
痞、痰壅气闭、舌苔白腻或浊腻等症。亦治时疫霍乱，欲吐泻不得，甚则昏迷。雷少逸《时病论》还用以治疗暑厥。均取其温通开窍，辟秽化浊以苏醒神志。

牛黄抱龙丸开窍豁痰，息风镇痉，治小儿风痰壅盛之神昏痉厥常效；太乙紫金锭祛秽解毒，芳香开窍，疗湿温时邪所致的神昏闷乱，呕恶泄泻，及小儿痰壅惊闭屡验。

盛师还深有感触的指出：开窍法是急性热病中的紧急处理措施之一，改革剂型，是当务之急。临床应用开窍法的病人，大多神识昏迷，伴吞咽不灵，此时口服往往十分困难，每改用鼻饲给药，但开窍药多系丸、散剂，难以完全溶解而易使鼻饲管堵塞，造成给药的困难。因此，改革给药途径是提高疗效的重要环节。近年来在开展中医治疗急症中，有些单位在这方面曾做了大量的工作，并取得了可喜的成绩，如"醒脑静""清开灵"注射液的研制成功，确能迅速发挥药效，适应急症的需要。当然，此项工作仅仅是开始，今后如何在不影响疗效或有利于提高疗效的前提下，对组成药物进行精选，使成本进一步降低等，均有待深入探讨和研究。

中 风 验 案

[案例]

半身不遂痛觉消失案

叶某某，女，39 岁，2014 年 11 月 11 日初诊。

肝阴不足，水不涵木，内风横逆，夹痰瘀走窜阻滞经络，以致患者左侧半身麻木伴痛觉消失半年余，口眼轻微歪斜，偶有头晕，既往有胃脘痛病史，现仍时有发作，伴反酸，检测幽门螺旋杆菌阳性。舌质偏红边有齿印，苔薄白，脉象左弦滑，右濡细。治宜滋阴息风，活血通络，兼调肝胃。

生地黄 18g、赤白芍各 12g、麦门冬 12g、玄参 9g、明天麻 12g、桑枝 18g、豨莶草 15g、桃仁 9g、川芎 6g、炙干地龙 9g、石决明（先煎）18g、制半夏 9g、陈皮 6g、茯苓 9g、瓦楞子（先煎）30g、炙甘草 6g、蒲公英 18g、钩藤（后下）15g　7 剂

二诊（2014 年 11 月 18 日）：药后左半身麻木已减轻，已知痛觉，反酸亦止，此佳象也。惟感头晕，晨起自汗，内风升扰未息，痰瘀走窜经脉已有转机。病来有渐，须缓缓图治，治守原法化裁。

生地黄 18g、赤白芍各 12g、麦门冬 12g、玄参 9g、明天麻 12g、桑枝 18g、豨莶草 15g、桃仁 9g、川芎 6g、炙干地龙 9g、石决明（先煎）18g、制半夏 9g、陈皮 6g、茯苓 9g、炙甘草 6g、稽豆 15g、钩藤（后下）15g　7 剂

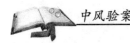
随访：病情若失，自觉无不适。

按：本例系中风中经络之证，其病机为肝阴不足，水不涵木，内风横逆，夹痰瘀走窜阻滞经络。方用增液汤滋阴，以治肝阴不足，取天麻钩藤饮意以凉肝息风，为方中的主要部分；辅以二陈汤从痰论治，佐加桑枝、豨莶草、炙干地龙、川芎、赤白芍、桃仁等养血活血，祛风通络之品，以遵"血行风自灭"之旨；同时配伍调和肝胃之剂。全方共奏滋阴息风，活血通络，兼调肝胃之功，是以内风升扰平息，痰瘀走窜经络得以转机，故获效显著。又方中蒲公英对幽门螺旋杆菌有抑制作用，为临床所习用。

[说解]

中风自古以来就被医者视为大病、重病，其临床以猝然昏仆，口眼歪斜，半身不遂为主要症状，这在戴元礼《证治要诀》中说得很清楚："中风之证，卒然晕倒，昏不知人，或痰涎壅盛，咽喉作声，或口眼㖞斜，手足瘫痪，或半身不遂，或舌强不语。"历代医家据其病位深浅，分为中络、中经、中腑、中脏四种类型，又据其病情虚实，分为闭、脱证两大证型，然各型可互相转化，未可截然分割。

盛师认为：中医对中风病因病机的认识有一个发展过程。唐宋以前，大多归咎于外风，故治疗以祛风为主，小续命汤为其代表方剂。至金元时期，刘河间提出"心火暴盛"的观点，李东垣认为"本气自虚"，朱丹溪则主张"湿痰生热"为其病因，各家见仁见智，互有发挥。又王履将中风分为"真中风"与"类中风"两大类，尝谓："因于风者，真中风也；因于火、因于气、因于湿者，类中风而非中风也。"明清以后，对中风成因的认识逐步深化，如叶天士《临证指南医案》所载中风病案，治法多以滋养肝肾阴液，平息内风为主。这里尤其值得一提的是，清光绪年间山东蓬莱张伯龙著《雪雅堂医案·类中秘旨》一书，言内动之中风，是为肝风自中而发，由于水亏木动，火炽风生，气血上奔，痰涎猝壅使然，确切地指出了中风的发病机制。近贤张山雷先生对张伯龙的中风理论深表赞同，并提出本病的八大治法，即闭证宜开、脱证宜固、肝阳宜于潜镇、痰涎宜于开泄、气逆宜于顺降、心液肝阴宜于培养、肾阴宜渐滋填、偏瘫宜于宣通。至此，中医对中风的病因病机和治疗方法始较为全面。回眸自古以来治疗本病的名方，有地黄饮子、资寿解语汤、羚角钩藤汤、天麻钩藤饮、镇肝息风汤、人参再造丸等，现代还总结出不少单方验方和其他一些特色疗法。特别是在后遗症和康复治疗上，除了中药内服外，针灸、推拿发挥了十分重要的作用，优势明显。更值得指出的是，近年针灸"醒脑开窍法"重大成果的推出，使中医治疗本病的效果更上层楼。

　　盛师强调中风应防重于治，如对高血压引起的中风，认为控制血压是预防本病的关键所在，在方药运用上，服膺张锡钝《医学衷中参西录》的镇肝息风汤（怀牛膝、代赭石、龙骨、牡蛎、龟板、白芍药、玄参、天门冬、川楝子、麦芽、茵陈、甘草），常以本方加桑寄生、杜仲以增强降压之功（现代实验研究证实此二药有降压作用），又加槐花以防脑出血（现代实验研究证实本品能保持毛细血管正常的抵抗力，降低血管通透性）。尤其是对高血压病出现手指麻木，盛师警惕其中风的发生，每于上方加豨莶草以预防之，《本草图经》谓本品能"治肝肾风气，四肢麻痹"，且现代实验研究亦证实其有降压作用。即使中风已发作，

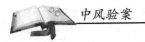
豨莶草亦可选用，如上述病例因其半身麻木，故前后二诊均用本药。

盛师对中风的治疗，认为应紧紧抓住风、痰、瘀三个病理要点，息风除上述的镇肝息风汤外，天麻钩藤饮（天麻、钩藤、石决明、黄芩、栀子、川牛膝、杜仲、益母草、桑寄生、夜交藤、茯神）对肝阳上亢，风火升扰脑窍者亦颇适合；涤痰多采用导痰汤（制半夏、陈皮、茯苓、枳实、胆南星、甘草），甚者配合猴枣散（羚羊角、麝香、猴枣、月石、伽南香、川贝母、礞石、天竺黄），本方功能化痰镇惊，清热开窍，临床虽多用于小儿惊风，但对中风痰涎壅盛，喉间痰鸣也有较好效果。其常用药物有胆南星、天竺黄、橘红、竹茹、竹沥、姜汁等；活血祛瘀多取用补阳还五汤（黄芪、川芎、当归、地龙、桃仁、红花、赤芍）加虫类搜剔之药，如水蛭、地鳖虫、全蝎等。但盛师认为应用活血祛瘀法宜根据中医辨证与西医辨病、宏观与微观相结合的方法，酌情施治。如对脑溢血、蛛网膜下腔出血用之宜慎而又慎；对脑梗死、脑血栓可酌情应用，特别是对中风后遗症半身不遂，或行动不便，肌肉萎软者，用之较为合适。联系上述病例，盛师分析这是"中络"轻证，其病机为阴虚风动，故以滋阴息风为主要治法；又考虑到病程较久，瘀血滞留经隧在所难免，因此于方中加入桃仁、红花、川芎、干地龙等活血化瘀之品，以宣通经络，遂获迅捷之效。

盛师还强调指出，中医对中风的防治，尤其是对"中腑""中脏"重证，颇感棘手，预后恶劣。究其原因，主要是中医对本病的发病机理，尚缺乏深刻的认识，拘泥于前人"内风升动"的主要病机和"滋阴息风"的主要治法，实践证明疗效不够理想，亟待提高。有鉴于此，不少有识之士对中风的病因病机，提出了新的看法和观点，如认为"热毒"是中风发病的关键，于是把"清热解毒"放在重要位置，从而促进了疗效的提高，很值得重视和深入研究。

胃 痛 验 案

[案例]

例1：脾虚肝郁胃痛案

肖某某，女，53岁，2015年5月4日初诊。

面色萎黄，心情郁闷，上腹部胀闷偶有疼痛，无反酸，无呕吐，既往有慢性胃炎病史。腹诊上腹部喜按，按之则痛缓，腹壁软。脉象细缓，舌苔黄腻。证属脾虚肝郁，湿热中阻，乃本虚标实之证。图治之法，当培土抑木，清化湿热。方用半夏泻心汤合柴胡疏肝散化裁。

党参12g、制半夏9g、黄连6g、黄芩10g、柴胡9g、生白芍12g、枳壳9g、制香附9g、陈皮6g、制苍术9g、藿香9g、佩兰叶9g、白花蛇舌草20g、蒲公英20g、炙甘草5g、制延胡索9g 7剂

二诊（2015年5月21日）：药后症情明显减轻，效不更方。

党参15g、生白芍12g、制苍术9g、陈皮6g、制半夏9g、藿香9g、佩兰叶9g、制香附9g、黄芩10g、白花蛇舌草20g、蒲公英20g、制延胡索9g、柴胡9g、炙甘草5g、枳壳9g、黄连6g 7剂

三诊（2015年5月28日）：胃脘胀痛若失。原方续服以巩固疗效。

随访：先后就诊共4次，诸恙悉瘥。

按：《素问·六元正纪大论》说："木郁发之，民病胃脘当心而痛，上支两胁，膈咽不通，食饮不下。"《素问·至真要大论》也说："厥阴司天，风淫所胜，民病胃脘当心而痛。"说明胃痛与木气偏胜，肝胃失和有关。本案患者脾胃虚弱，故而面色萎黄；因情志抑郁，木郁不达，疏泄失常而不通则痛，故见上腹部胀痛；脉象细缓，舌苔黄腻，乃脾虚肝郁，湿热蕴中之征象。治以柴胡疏肝散疏肝理气，和胃止痛；半夏泻心汤调和肝胃，消痞散结，辅以清热化湿之品，共奏培土抑木，清化湿热之效。对症下药，故能克奏肤功。

例 2：肝气犯中胃失和降案

杨某某，男，38 岁，2016 年 5 月 8 日初诊。

平时心情抑郁，今年一月份开始胃脘隐痛，伴嗳气，恶心，曾有泛酸。脉象弦细，舌质淡红，苔腻舌边有齿印。凭症参脉，显系肝气郁结，中宫虚弱，肝木乘虚犯中，胃失和降，诸症由是而生。据其舌苔，中焦湿热亦不可忽视。治宜培土抑木，疏肝理气，和胃降逆，兼化湿热。

旋覆花（包煎）10g、代赭石 12g、党参 15g、制半夏 9g、柴胡 9g、茯苓 9g、炒白术 9g、黄芩 9g、黄连 6g、制香附 9g、枳壳 9g、炒白芍 15g、炙甘草 6g、蒲公英 18g、制延胡 9g   7 剂

二诊（2015 年 5 月 22 日）：药后诸症悉减，舌苔变薄，脉象弦细。拟原法扬鞭再进，以资巩固。

旋覆花（包煎）10g、代赭石 12g、党参 15g、制半夏 9g、柴胡 9g、枳壳 9g、制香附 9g、炒白芍 18g、黄芩 9g、黄连 6g、茯苓 9g、炒白术 10g、制延胡索 10g、炙甘草 6g、陈皮 6g   7 剂

按：前后二诊，均以旋覆代赭汤为主，意在降逆止嗳，益气

和胃，再配合柴胡、香附、枳壳疏肝理气，白芍、甘草、延胡索缓急止痛，黄连、黄芩、蒲公英清热祛湿，药中肯綮，故获捷效。

例3：肝火犯胃胃痛案

余某某，男，68岁，2014年12月2日初诊。

患者胃脘灼热隐痛伴反酸、便秘多年，胃镜提示：萎缩性胃炎伴肠化，现症胃中烧灼感伴反酸、便秘。舌质胖红，边有齿印，苔薄黄腻，脉弦缓。此为肝火犯胃，胃阴受伤，兼以湿热蕴中之虚中夹实证。治以调和肝胃，滋养胃阴，兼以清化湿热，以达标本兼顾。

北沙参12g、生地黄15g、麦门冬12g、当归10g、枸杞子12g、金铃子6g、蒲公英18g、柴胡9g、生白芍12g、黄连6g、黄芩12g、淡吴萸2g、枳壳9g、煅瓦楞子（先煎）30g、火麻仁10g、制半夏9g、炙甘草6g　7剂

二诊（2014年12月9日）：胃中烧灼感显减，便秘已瘥，唯反酸仍存，脉弦，黄腻之苔已化，此乃胃阴渐复，肝火已衰之佳象，治守原法，加乌贝散以制酸。

按：胃阴亏虚则胃络失养，阴虚有火而见胃脘灼热；肝火旺盛横逆犯胃而致胃痛反酸；阴液不足则肠道干涩，故而便秘。舌质胖红，边有齿印，苔薄黄腻，脉弦缓，是阴虚夹湿之象。本处方用一贯煎以养阴益胃、清泻肝火为主；四逆散透解肝经郁热，调和肝胃；半夏泻心汤和胃清热，兼以化湿；佐加煅瓦楞子、左金丸、乌贝散以制酸；火麻仁、沙参、麦冬、生地黄"增液行舟"以通大便；蒲公英有抑制幽门螺杆菌作用。药证熨帖，故获效验。

例4：柴胡疏肝散合左金丸治胃痛反酸案

彭某，女，59岁，2015年7月21日初诊。

患者工作和精神压力较大，情绪较为焦虑，现时常胃脘部胀痛不适，伴有反酸，反复发作，甚为苦恼。舌质紫，苔薄腻，脉弦。此为肝郁气滞，横逆犯胃所致，治宜疏肝和胃，理气止痛。方用柴胡疏肝散合左金丸化裁。

柴胡9g、生白芍12g、枳壳9g、制香附9g、陈皮6g、淡吴萸2g、牡丹皮9g、川芎6g、丹参15g、煅瓦楞子（先煎）30g、黄连5g、合欢皮10g、炙甘草6g、佛手柑9g、炒谷芽9g、炒麦芽9g　7剂

二诊（2015年7月28日）：药后胃脘胀已减，疼痛消失，惟口干，偶有反酸，脉弦缓，舌苔薄白。病情有所转机，再拟原法佐以养胃之品。

柴胡9g、生白芍12g、枳壳9g、制香附9g、川石斛12g、陈皮6g、淡吴萸2g、黄连6g、煅瓦楞子（先煎）30g、白螺蛳壳（先煎）20g、麦冬10g、佛手柑9g、炒谷芽9g、炒麦芽9g、炙甘草6g　7剂

三诊（2015年8月4日）：胃脘胀闷、反酸均瘥，惟夜寐欠安，脉弦，舌淡苔薄白，原方加减续服。

随访：先后就诊共7次，病情若失，自觉无不适。

按：肝郁气滞，横逆犯胃，故胃脘胀闷，反酸；肝郁不疏则精神焦虑；久病入络，瘀血留滞，致舌质紫；舌苔薄腻，系湿食中阻之候；脉弦为肝气横逆之象。方予柴胡疏肝散疏肝行气，和胃止痛；左金丸清肝泻火，为方中主要部分；辅以牡丹皮、丹参、佛手柑活血行气；煅瓦楞子增强制酸效果。全方共奏疏肝和

胃，理气止痛，兼以制酸之功，遂使病情转机，厥疾得瘥。现代药理研究发现，煅瓦楞子能对胃粘膜起保护作用，为临床制酸常用药。

例5：肝郁湿食阻滞胃痛案

余某某，女，69岁，2015年11月24日初诊。

患者近期右上腹隐痛反复发作，常伴脘腹胀闷，口苦口臭，大便秘结，夜间醒来口干咽燥，但不欲饮水，小便黄赤。面色萎黄，舌红苔黄腻，脉滑数。此为湿热蕴中，肝气郁结，夹食阻滞所致，治宜清化湿热，理气消食为主。方用藿朴夏苓汤合柴胡疏肝散化裁。

川朴花9g、藿香9g、佩兰叶9g、制半夏9g、茯苓9g、黄连6g、黄芩10g、制苍术9g、陈皮6g、柴胡9g、生白芍15g、制香附9g、枳壳9g、炒谷芽10g、炒麦芽10g、蒲公英20g、生甘草5g　7剂

二诊（2015年12月1日）：药后脘腹胀痛悉瘥，惟精神疲乏，大便秘结，夜寐多梦，脉象濡细，舌苔化薄。中焦湿热已化，气滞食阻亦清。改用补益脾胃，兼以润肠安神之品。

党参15g、制苍术10g、炒白术10g、茯苓10g、制半夏9g、陈皮6g、柏子仁9g、炙远志6g、当归12g、火麻仁9g、炒枣仁12g、灵磁石（先煎）30g、石菖蒲9g、炒谷芽10g、炒麦芽10g、郁李仁9g、生甘草5g　7剂

随访：先后就诊共2次，自觉无不适。

按：针对本病之病机，方予柴胡疏肝散疏肝理气，合藿香、佩兰叶、制半夏、茯苓、制苍术、黄连、黄芩以清化湿热，同时配伍炒谷麦芽消食之品，意在醒胃悦脾。全方共奏清热化湿，疏

肝消食之效，使湿热、食滞得除，气机顺畅，是以获效。

例6：湿热夹食胃痛案

陈某某，男，59 岁，2015 年 5 月 26 日初诊。

患者胃脘胀痛不舒，偶有泛酸，心烦，口粘而苦，口臭明显，大便不爽。脉象弦缓，舌苔黄腻。辨证属湿热蕴中，胃火旺盛，兼夹食滞。治宜祛湿热，清胃火，佐以消食。方用半夏泻心汤、连朴饮化裁。并嘱注意饮食，避免辛辣炙煿食物。

黄连6g、黄芩10g、焦山栀9g、川朴花9g、制半夏9g、茯苓10g、白蔻仁6g、米仁15g、藿香9g、佩兰叶9g、干芦根15g、炒谷芽9g、炒麦芽9g、炙鸡内金9g、蒲公英20g　7 剂

二诊（2015 年 6 月 2 日）：药后舌苔变薄，自觉胃中偶有不舒，略有嗳气，口气尚重，脉弦缓。湿热渐化，肝强脾弱，拟培土抑木，兼化湿热余邪。

党参15g、制苍术10g、炒白术10g、茯苓10g、柴胡9g、生白芍12g、枳壳9g、陈皮6g、制香附9g、蒲公英18g、黄连6g、制半夏9g、炒谷芽10g、炒麦芽10g、黄芩10g、炙甘草6g　7 剂

按：本例的病机是湿热蕴中，胃火旺盛，兼夹食滞。夫湿郁化热上冲，故心烦，口臭，口苦；湿热蕴中，肠道传导失常，则大便不爽；舌苔黄腻，乃湿热夹食中阻之征象。故予连朴饮、半夏泻心汤合化，意在清热祛湿，理气和中，使清升浊降，则湿热自去；再辅以谷麦芽、鸡内金，以奏消食导滞之功，故获效显著。

例7：肝胃不和湿热蕴中胃痛案

郦某某，女，52 岁，2015 年 9 月 24 日初诊。

脘宇胀痛，嗳气，反酸。略感头晕。近日经胃镜检查，提示

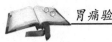
慢性浅表性胃炎伴糜烂，幽门螺旋杆菌阳性。舌苔薄腻，脉象弦细缓。证属肝胃不和，湿热蕴中。治宜疏肝和胃，降逆止嗳，清化湿热。

旋覆花（包煎）12g、代赭石12g、乌贼骨12g、党参15g、制半夏9g、陈皮6g、黄连6g、蒲公英18g、煅瓦楞子（先煎）30g、白螺蛳壳（先煎）20g、白花蛇舌草20g、佛手柑9g、制香附9g、枳壳9g、淡吴萸2g、炙甘草5g、明天麻10g　7剂

二诊（2015年9月30日）：前投调和肝胃、降逆止嗳、清化湿热之剂，诸恙悉减，宜原法再进，原方化裁。

旋覆花（包煎）12g、代赭石12g、乌贼骨12g、党参15g、制半夏9g、陈皮6g、黄连6g、煅瓦楞子（先煎）30g、白螺蛳壳（先煎）20g、白花蛇舌草20g、蒲公英20g、炒谷芽10g、炒麦芽10g、佛手柑9g、枳壳9g、炙甘草5g　7剂

随访：先后就诊共5次，自觉无明显不适。

按：脘宇胀痛，嗳气，反酸，皆由肝气犯中，胃失和降使然，故方用佛手柑、制香附、枳壳疏肝理气；旋覆花、代赭石降逆止嗳；党参、制半夏、炙甘草健脾益胃；瓦楞子、白螺蛳壳抑肝制酸；黄连配吴茱萸即左金丸，功能清泻肝火，乃治呕恶反酸的良药；复加白花蛇舌草、蒲公英配黄连清化湿热，兼以解毒，临床证实对幽门螺杆菌有抑制作用。立法处方遣药切中病机，故收全功。

[**说解**]

胃脘痛是临床上常见病、多发病，主要涉及现代医学所说的慢性胃炎、消化性溃疡、胃神经官能痛、胃癌等疾病。中医对胃脘痛的病因病机、临床证型和治疗方法，古往今来，论述颇详。

盛师对明代张景岳有关叙述，尤为推崇。《景岳全书》谓："胃脘痛证，多有因食、因寒、因气不顺者，然因食因寒，亦无不皆关于气。盖食停则气滞，寒留则气凝，所以治痛之要，但察其果属实邪，皆当以理气为主。"此论确能抓住要领，值得品味。试观上述 7 个案例，无不贯穿着理气药，常用的有枳壳、香附、陈皮、金铃子、佛手柑等。从方剂角度来说，盛师习用柴胡疏肝散，因本方疏肝理气止痛之功较著，特别对于肝胃气滞型胃脘痛，效果更佳。盛师自"全国名老中医药专家传承工作室"建立以来，根据自己的临床经验，特制订了"慢性胃炎中医诊疗方案"，兹将证候类型和治法方药罗列如下：

1. 寒邪犯胃

临床表现：胃脘冷痛暴作，恶寒喜暖，脘腹得温痛减，遇寒则痛增，口不渴，喜热饮。舌质淡暗，苔薄白，脉弦紧。辨证以胃痛暴作，恶寒喜温为特点。

治法：温胃散寒。

主方：厚朴温中汤。

常用药物：陈皮 10g、茯苓 10g、厚朴 10g、草豆蔻 6g、木香 6g、高良姜 10g、香附 10g

2. 湿热中阻

临床表现：胃脘胀满，疼痛拒按，泛酸嘈杂，心烦，口黏而苦，大便不爽，舌苔黄腻，脉濡滑。辨证以胃脘胀满，疼痛拒按，泛酸嘈杂为特点。

治法：清热化湿。

主方：半夏泻心汤、连朴饮。

常用药物：黄连 6g、黄芩 6g、蒲公英 30g、白花蛇舌草 30g、

姜半夏 8g、制苍术 8g、茯苓 10g、川朴 10g、白蔻仁 6g

3. 胃脘食滞

临床表现：胃脘胀痛，嗳腐吞酸，或呕吐不消化食物，吐后痛缓，或大便不爽。舌苔厚腻，脉滑或实。辨证以胃脘胀痛，嗳腐吞酸为特点。

治法：消食和胃。

主方：保和丸、楂曲平胃汤。

常用药物：焦山楂 15g、神曲 10g、鸡内金 10g、连翘 8g、制半夏 8g、茯苓 10g、陈皮 10g、莱菔子 8g、木香 8g、砂仁 6g、枳壳 6g、白术 10g

4. 肝气犯胃

临床表现：胃脘痞满胀痛，或攻撑连胁，嗳气泛酸频作，大便不畅，每因情志因素而痛作。舌质淡红，苔薄白，脉弦。辨证以胃痛痞胀，攻撑连胁为特点。

治法：疏肝和胃。

主方：柴胡疏肝散。

常用药物：柴胡 15g、枳实 10g、白芍 10g、苏梗 10g、制香附 8g、绿萼梅 10g、瓦楞子 20g、青皮 8g、陈皮 8g、甘草 3g

5. 瘀阻胃络

临床表现：胃痛较剧，痛如针刺或刀割，痛有定处，拒按，食后痛甚，或呕血，或大便色黑。舌紫暗，苔薄，脉细涩。辨证以痛有定处，或有针刺感为特点。

治法：活血通络。

主方：膈下逐瘀汤、丹参饮。

常用药物：当归 15g、牡丹皮 10g、丹参 9g、延胡索 8g、香

附 9g、川芎 8g、五灵脂 6g、桃仁 8g、红花 15g、枳壳 8g、赤芍药 8g、乌药 9g

6. 胃阴亏虚

临床表现：胃痛隐作，灼热不适，嘈杂似饥，口燥咽干，大便干燥。舌质红少津，苔少，脉细数。辨证以胃痛隐隐，口燥咽干，舌红为特点。

治法：养阴和胃。

方用：益胃汤、一贯煎。

常用药物：北沙参 15g、麦门冬 15g、石斛 15g、当归 10g、枸杞子 8g、炒白芍 10g、制玉竹 10g、川楝子 8g、炙甘草 3g

7. 脾胃虚寒

临床表现：胃脘隐痛，喜温喜按，遇寒加重，神疲乏力，手足不温，大便溏薄。舌淡，苔白，脉沉弱。辨证以胃痛隐隐，喜温喜按为特点。

治法：温中健脾，散寒补虚。

方用：理中汤、吴茱萸汤。

常用药物：党参 10g、炒白术 8g、干姜 8g、制香附 8g、荜澄茄 10g、高良姜 8g、吴萸 5g、甘松 6g、陈皮 8g、炙甘草 3g、白蔻仁 6g

以上各型如检查发现幽门螺旋杆菌，可采取辨证与辨病相结合的方法，于基本方中佐以蒲公英、黄连、黄芩、白花蛇舌草、虎杖之类。

盛师还善于应用简易止痛名方治疗胃脘痛，其经验如下：

1. 芍药甘草汤

方出《伤寒论》，由芍药、甘草两药组成。原治伤寒误汗，

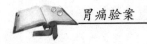
以致阴虚不能养筋出现"脚挛急"，故方用芍药酸苦，甘草味甘，两药相配，酸甘化阴，阴血充则筋脉得养而舒，其"脚挛急"即解。《医学心悟》赞此方"治腹痛如神"，后世恒多取用。

盛师的经验，本方因其有显著缓急止痛作用，是治胃痛的最基本方剂，尤其对胃脘痉挛性或拘急作痛效果特别明显。对于芍药、甘草两药的用量，《伤寒论》是1∶1，盛师应用时常加重芍药的剂量，一般是2∶1，甚则芍药可用至30g。至于芍药用白芍抑或赤芍，盛师认为一般宜用白芍，若瘀阻胃络而痛者，则用赤芍，或赤白芍同用。

2. 金铃子散

本方的来源，《中医方剂大辞典》谓其出"《袖珍》卷二引《圣惠》"；《中医大辞典》则说出刘河间《素问病机气宜保命集》卷中。但观其组方则一，均由金铃子、玄胡索组成。主治热厥心痛，或作或止，久不愈者。《中医大辞典·方剂分册》认为"功能舒肝泻热，理气止痛。治肝气郁滞，气郁化火而致的胃脘胸胁疼痛，疝气疼痛，及妇女经行腹痛。"可谓得其要领，切中肯綮。盛师在临床上对辨证属于肝郁化火，侵犯胃土所致的胃痛恒多取用，常收良效。并认为金铃子散原方延胡索与金铃子剂量为1∶1，鉴于金铃子有毒，曾有小孩食入而中毒致死的报告，故盛师该药一般用量不超过6g，而延胡索常用至9~12g。

3. 良附丸

本方出谢元庆《良方集腋》，由高良姜、香附各等分组成。主治肝气郁滞，胃部寒凝而致的胃脘痛。方中高良姜辛热，为温中散寒之要药；香附性平，疏肝行气，为理气良药，二药配伍，温中行气并举，使寒凝得散，气郁得舒，其痛自止。现代研究提示其主要成分良附油具有降低胃溃疡小鼠模型胃肠肌张力，保护胃肠黏膜的作用。盛师在临床上常用本方治疗寒凝气滞型胃脘痛，每获卓效。

4. 四逆散

方出《伤寒论》，由炙甘草、枳实、柴胡、白芍药组成，仲景原治"少阴病，四逆，其人或咳、或悸、或小便不利、或腹中痛、或泻利下重者。"其病理机制是气机郁滞，阳气不能宣达，而致四肢厥逆。对于《伤寒论》条文中所说的"腹中痛"，历代不少医家认为是由"气郁不畅，木横乘土"所致，《伤寒大白》还记述四逆散能"疏通肝胆血脉，调和胃家中气。"故后世将本方移用于肝郁气滞之胃脘痛，颇为合适。熊继柏教授亦认为，胃脘痛总离不开疏肝理气，疏通气机，和降胃腑，从而达到止痛目的。

盛师有鉴于此，临床常以本方或由其化裁而成的柴胡疏肝散（载《景岳全书》）治疗慢性胃炎、溃疡病、胃肠神经官能症等，中医辨证属肝郁气滞型胃脘痛，获效病例颇多，不胜枚举。

5. 丹参饮

方出《时方歌括》，由丹参、檀香、砂仁三味组成。方中丹参活血化瘀，檀香、砂仁理气畅中，合之共奏理气活血止痛之功效。主治气滞血瘀而致的脘腹疼痛。

盛师认为，本方是根据"气行则血行"和"通则不痛"的理论而制订的药简效宏的止痛良方，方中檀香亦可改用降香。其在治疗溃疡病、慢性胃炎等病时，对于"久病入络"的证型，常用本方克奏肤功。盛师指出，治疗此类胃脘痛，失笑散亦可选用，但此方偶有胃部不适等副作用，且五灵脂、蒲黄均为活血药，不若丹参饮行气活血药并施，故后者取效尤速。

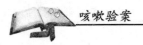
咳 嗽 验 案

[案例]

例1：耄耋之年咳嗽案

汪某某，男，86岁，2016年1月26日初诊。

耄耋之年，素有咳嗽痼疾，每因感冒诱发。一月前因感冒引发旧病，症见咳嗽痰多，呈泡沫状，夹有黏痰，口干便秘。听诊两肺闻及哮鸣音。迭经西药抗生素治疗，症无明显改善，并引起纳减、腹胀等药物副作用。脉象弦滑，舌苔黄腻偏干。原有"三高"病史。四诊合参，证属痰热蓄肺，肺失清肃，且久咳肺阴受损，属本虚标实。先予清热化痰，肃肺止咳，兼养肺阴。方用魏氏清肺六二汤合三子养亲汤化裁。

银花15g、连翘12g、黄芩12g、桑白皮10g、鲜芦根30g、白茅根20g、杏仁9g、瓜蒌仁9g、冬瓜仁10g、米仁15g、苏子9g、莱菔子9g、白芥子5g、鱼腥草（后下）30g、竹沥半夏9g、蒲公英20g、桔梗6g、生甘草6g 7剂

二诊（2016年2月2日）：药后咳嗽显减，痰亦见少，惟感食欲不开，原有慢性胃炎史，噫嗳，听诊两肺未闻及啰音。脉象弦滑，舌苔化薄。痰热渐化，尚未廓清，肺金清肃之令未能全复。无如高年胃气已衰，消化力弱，是以胃呆少纳。《内经》云："人以胃气为本。"治宜再化痰热，尤当重视调理脾胃，俾纳谷增多，方可无忧。

桑白皮10g、杏仁6g、瓜蒌仁10g、桔梗6g、冬瓜仁10g、六神曲12g、焦山楂15g、旋覆花（包煎）10g、代赭石12g、竹沥半夏9g、茯苓9g、橘红6g、莱菔子9g、谷麦芽各10g、米仁15g、鱼腥草（后下）30g、蒲公英20g、生甘草5g　7剂

随访：先后就诊共4次，诸恙悉瘥。

按：清肺六二汤系我省已故名医魏长春治疗痰热型咳嗽的经验方，用之多验。《杂病广要》录《皆效方》云三子养亲汤用治"高年咳嗽，气逆痰痞。"故方中以清肺六二汤清肺化痰，配以三子养亲汤祛痰降气消食。药后咳嗽显减，痰亦见少，惟感食欲不开，乃痰热渐化，尚未廓清，肺金清肃之令未能全复。故复诊以再化痰热，同时重视调理脾胃等巩固治疗，症情得以控制。

例2：痰热蕴肺咳嗽案

李某某，男，72岁，2015年5月28日初诊。

患者十余天前出现感冒症状，初起发热咳嗽痰黄，经西医抗生素治疗后病情减轻，惟干咳不止，咳嗽时感气息稍急促，痰量较少，不易咳出，咽干咽痒，伴口臭。咽红赤，听诊未闻及干湿罗音，舌红苔薄黄腻，脉弦滑数。此为痰热蕴肺，肺失清肃所致之咳嗽，治宜清化痰热，肃肺止咳。

银花15g、连翘12g、黄芩12g、大力子9g、竹叶9g、前胡9g、瓜蒌仁9g、桔梗6g、制射干6g、黄连6g、鲜芦根30g、鱼腥草（后下）30g、蒲公英20g、冬瓜仁10g、米仁18g、生甘草5g　7剂

二诊（2015年6月4日）：药后干咳未止，咽痒色赤，脉象弦缓带滑，舌苔薄腻，肺中痰热未净，清肃之职未复。治守原法化裁。

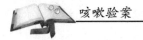
银花15g、连翘12g、薄荷（后下）6g、大力子9g、白前9g、桔梗6g、炙百部12g、紫菀9g、款冬花9g、制射干6g、蒲公英20g、黄芩12g、鱼腥草（后下）30g、瓜蒌仁9g、生甘草5g　7剂

三诊（2015年6月11日）：药后干咳咽痒已减，脉弦滑，舌苔薄腻，原方加减续服以巩固疗效。

银花15g、薄荷（后下）6g、桔梗6g、南沙参10g、连翘12g、炙百部12g、款冬花9g、瓜蒌仁9g、制射干6g、炙紫菀9g、白前9g、大力子9g、蒲公英20g、冬瓜仁10g、生甘草5g、鱼腥草（后下）30g　7剂

随访：先后就诊共3次，已无干咳等不适。

按：痰热蕴结于肺，阻塞肺气，肺失清肃，故干咳，并伴气促；火热伤津，肺络损伤，故咳嗽少痰；津液不能上承以润咽喉，则咽干咽痒；舌红苔薄黄腻，脉弦滑数，乃痰热蕴肺之象。方予银翘散清热利咽解毒，以治痰热蕴结于肺；千金苇茎汤清肺化痰解毒；佐黄芩、黄连、蒲公英等清热解毒之品，以增强疗效，是以内蕴痰热得解。又方中鱼腥草有镇咳、抗菌、抗病毒、提高免疫力的作用，为临床所习用。

例3：风热夹痰咳嗽案

曹某，女，53岁，2015年8月6日初诊。

喉痒咳嗽已半年余，痰白量少，无发热，口干欲饮，脉弦硬，舌质红裂。证属风热夹痰羁留肺系，肺胃津液亏虚。听诊两肺未闻及啰音。治宜清解上焦风热，化痰肃肺，兼以清养肺胃。

蝉衣9g、炙僵蚕9g、银花12g、连翘12g、薄荷（后下）6g、荆芥6g、桔梗6g、大力子9g、麦门冬9g、玄参9g、木蝴蝶6g、

制射干6g、胖大海6g、蒲公英18g、鱼腥草（后下）20g、生甘草6g、川石斛9g　7剂

二诊（2015年8月13日）：药后诸症悉瘥，脉象弦硬，舌质红有裂纹。再拟清理余邪。

蝉衣9g、炙僵蚕9g、银花12g、连翘12g、薄荷（后下）6g、荆芥6g、桔梗6g、大力子9g、麦门冬12g、玄参9g、木蝴蝶6g、制射干6g、胖大海6g、蒲公英18g、鱼腥草（后下）20g、北沙参12g、生甘草6g、川石斛9g　7剂

按：咳嗽的辨证，首当辨其外感与内伤，及其见症属虚属实。本案咳嗽由风热之邪侵袭，夹痰羁留肺系，导致肺胃津液亏虚，属虚实兼夹之证。故用银翘散辛凉透表，清热解毒，为方中的主要部分；配以升降散之蝉衣、炙僵蚕取其升清降浊，散风清热之意。全方配伍，共奏清解风热，化痰肃肺，清养肺胃之功。用药切中肯綮，遂获良效。

例4：痰热留恋肺络肺失清肃咳嗽案

罗某某，男，62岁，2015年8月18日初诊。

半月前感冒发热，经西医治疗热退，但咳嗽缠绵不解，痰黄，唇赤，脉象弦滑，舌苔薄黄。听诊两肺未闻及啰音。证属痰热留恋肺络，肺失清肃。治宜清热化痰，肃肺止咳，方用魏氏清肺六二汤化裁。

鲜芦根30g、白茅根20g、桑白皮10g、地骨皮9g、瓜蒌仁9g、蒲公英20g、浙贝母10g、知母9g、鱼腥草（后下）30g、前胡9g、冬瓜仁9g、黄芩12g、生甘草6g　7剂

二诊（2015年8月25日）：药后诸症悉减，再拟清理余邪。

鲜芦根30g、白茅根20g、桑白皮10g、地骨皮9g、瓜蒌仁

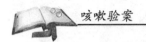
9g、蒲公英20g、浙贝母10g、知母9g、鱼腥草（后下）30g、前胡9g、冬瓜仁9g、黄芩12g、生甘草6g　　7剂

按：本案咳嗽系痰热留恋肺络所致，虽属实证，但病由半月前感冒发热而起，治疗尚需顾护肺胃津液，故予清肺六二汤化裁。药后咳嗽痰黄已瘥，原方加减续服而愈。临床应用表明，清肺六二汤对急性气管炎、肺炎，中医辨证属痰热型者，疗效颇佳，值得效法。

[说解]

盛师二十世纪七十年代曾长期从事"老年慢性气管炎"的临床研究，积有较丰富经验，他结合上述病例的诊治实际，借题发挥，给我们作了详细讲解，其中对于痰热型的治疗方药，着重予以介绍。盛师认为，痰热型咳喘，临床多见于急性呼吸道感染，或慢性气管炎急性发作期，其主要症状是发热，咳嗽，或气急，痰黄，口渴，脉象滑数，舌苔黄腻。其治疗关键，应紧紧抓住咳、痰、喘、炎四个环节。具体方药，盛师的经验主要有以下几个方剂：一是银翘散，主要适用于外感风热，肺卫受伤引起的咳嗽或伴气急；二是泻白散，是治痰热咳嗽的基本方；三是麻杏石甘汤，是治痰热咳喘的传世名方；四是苇茎汤，是《千金要方》治肺痈的验方，对痰热型咳嗽亦很适用；五是二母汤，本方药简力专，可配合其他方剂运用。除了上述方剂外，盛师最推崇、最常用当数清肺六二汤（桑白皮、地骨皮、浙贝母、知母、芦根、白茅根、杏仁、冬瓜仁、沙参、枇杷叶、桑叶），该方是我省已故名老中医魏长春的经验方，由苇茎汤、泻白散、二母汤等合化而成，对痰热型咳嗽堪称疗效卓著。

盛老师还结合自己的亲身经历，讲述了痰热型咳嗽的疗效。

1969年春季他在偏僻山区巡回医疗，有一次罹患"流行性感冒"，症见高热，咳嗽，咽痛，口渴，浑身酸痛，苔黄，脉滑数。用青链霉素后，发热虽退，但咳嗽持续不止，咯痰黄稠如脓状，痛苦不堪。因当地无中药房配药，只得赶回杭州，其处方是苇茎汤合桔梗汤，再加鱼腥草、黄芩、蒲公英等，迅获效验。

此外，盛师根据体质学说，认为慢性气管炎出现不同的临床类型，这固然与病邪的性质有关，而体质因素往往起着重要作用。若平素阳虚者，常呈虚寒型；平素阴虚者，多表现为肺燥型；而年青体壮者罹患本病，又多属痰热型。但急性发作期，一般以痰热型居多。

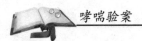
哮 喘 验 案

[案例]

例 1：肺实肾虚哮喘案

杨某某，女，47 岁，2016 年 7 月 17 日初诊。

肺主呼吸，肾主纳气。哮喘二十余年，发时气急不得平卧，常因劳累诱发。

现症气喘咳嗽，口干欲饮，精神尚可，纳佳，腰酸，足疼。脉象细弱，舌苔薄白。听诊两肺闻及哮鸣音。证属痰热蓄肺，肺失清肃，病情已久，穷必及肾。其病位在肺肾，属本虚标实之证。刻下正值发作，当以清热化痰，止咳平喘为主，佐以补肾纳气。方用定喘汤、三子养亲汤合化。

蜜炙麻黄 6g、款冬花 9g、制半夏 9g、桑白皮 12g、杏仁 9g、黄芩 12g、苏子 9g、白果 10g、莱菔子 9g、白芥子 5g、沉香 5g、补骨脂 9g、炙甘草 6g、鱼腥草（后下）30g、紫菀 9g、白前 9g   7 剂

二诊（2016 年 7 月 24 日）：哮喘宿恙，近有发作，服前方后哮喘已平，听诊两肺仍闻及少量散在哮鸣音。脉来细弱，舌苔薄白。宜原法再进。

蜜炙麻黄 6g、款冬花 9g、制半夏 9g、桑白皮 12g、杏仁 9g、黄芩 12g、苏子 9g、白果 10g、莱菔子 9g、白芥子 5g、沉香 5g、补骨脂 9g、白前 9g、紫菀 9g、鱼腥草（后下）30g、炙甘草 6g、

五味子6g　7剂

按：久病哮喘，近急性发作，初诊辨证为痰热蓄肺，肺失清肃，故以清热化痰，止咳平喘为法，方用定喘汤、三才养亲汤化裁，洵属祛邪为急务的治标之法。患者病来已久，穷必及肾，腰酸、脉细弱，是肾虚之象毕露。盖肾主纳气，肾虚则气不摄纳，故气喘由是而作。二诊哮喘已平，是以仍守原法加补肾纳气之沉香、补肾脂、五味子，乃标本兼治之法。

例2：肺肾两虚喘促案

戴某某，女，82岁，2015年9月10日初诊。

患者面色萎黄，精神疲乏，行则气短，胃纳尚可，无心悸心慌，晨起头晕，须臾即止。脉象弦硬，舌质偏红，听诊两肺（-）。西医诊断"慢阻肺"。凭症参脉，系肾阴不足，气不摄纳，肺气亏虚，治节失司，所谓"肺为气之主，肾为气之根"是也。治当补益肺肾，纳气归源。方用麦味地黄汤为主。

北沙参12g、麦门冬12g、五味子6g、熟地黄15g、萸肉10g、淮山药15g、泽泻9g、茯苓9g、牡丹皮9g、沉香5g、胡桃肉15g　7剂

二诊（2015年9月17日）：肺肾两虚，气不摄纳，行则气促，偶有咳嗽痰白，胸闷，精神疲乏，腰酸。脉象弦硬，舌质偏红苔薄。再拟原法。

北沙参15g、麦门冬12g、五味子6g、熟地黄15g、萸肉12g、淮山药15g、泽泻6g、瓜蒌皮9g、杏仁6g、浙贝母9g、茯苓9g、沉香5g、绞股蓝12g　7剂

按：肺主呼吸，肺气不足则短气而喘；肾为气之根，肾虚则气失摄纳，故行则气短不接续，病及于肾，根本动摇堪虑。治以

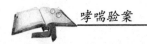
麦味地黄滋肾养肺，纳气归源。复加沉香、胡桃肉以增强补肾纳气之功。药后虽收效验，但病根已深，非旦夕能奏全功，需根据"急则治其标"（指发作期），"缓则治其本"（指缓解期）的原则，耐心调治乃得。

[说解]

哮喘是临床常见病、多发病之一。对其病因病机，盛师认为当分外感和内伤两大类，但两者往往相兼为患。一般来说，脾肾亏虚，伏痰留饮蓄积体内是其"宿根"，而外感六淫之邪往往诱发本病的急性发作，诚如清代医家李用粹《证治汇补》所说："内有壅塞之气，外有非时之感，膈有胶固之痰"。

本病的辨证，盛师认为应抓住寒热虚实四端，各有其临床表现，须细加辨别。至于治法，盛师觉得元代朱丹溪提出的"未发以扶正气为主，既发以攻邪气为急"，堪称是本病治疗的大纲，并认为明代张景岳秉承丹溪之旨，且阐发最为精当，景岳谓："扶正气须辨阴阳，阴虚者补其阴，阳虚者补其阳；攻邪气须分微甚，或温其寒，或清其痰火；发久者，气无不虚，故于消散中宜的加温补，或于温补中宜量加消散。"这对临床辨证用药，有极大的指导作用。

历代医家治疗哮喘的方剂颇多，现将盛师最习用的方剂罗列如下：

1. 麻杏甘石汤：这是《伤寒论》治疗"汗出而喘，无大热者"的一首方剂，由麻黄、石膏、杏仁、甘草组成。功能宣散风寒，清肺平喘。后世医家对本方的应用作了很大发挥，就哮喘治疗而言，主要多用于哮喘热证而见发热，咳嗽气喘，口渴，甚则鼻翼扇动等症。盛师经验，应紧紧抓住"寒包火"这一病机，最适宜用于外感风寒，内有痰热的哮喘，投之常能取得立竿见影之效。对现代医学的肺炎而引起的喘促，本方配合苇茎汤（芦根、冬瓜仁、薏苡仁、桃仁），效果亦佳。

2. 定喘汤：出自《摄生众妙丸》，由麻黄、白果、桑白皮、苏子、杏仁、黄芩、款冬花、制半夏、甘草组成。功能清热化痰，宣肺定喘。盛师对辨证为风寒外束，痰热内郁而引起的哮喘，包括现代医学的慢性气管炎、支气管哮喘等急性发作期，投以此方，多获良效。如伴发热，痰黄，可加银花、连翘、蒲公英、鱼腥草等清热解毒之品，以增强疗效。

3. 三子养亲汤：出自《韩氏医通》，由紫苏子、白芥子、莱菔子组成。功能化痰消滞，降气平喘。盛师常用于老年慢性气管炎急性发作出现的咳喘，常与定喘汤合并应用，收效良多，案1即是其例。

4. 苏子降气汤：出自《太平惠民和剂局方》，由苏子、半夏、当归、甘草、前胡、厚朴、肉桂、甘草、生姜、大枣组成。功能温化痰湿，降气平喘。盛师认为本方适用于下虚上实之证，多用于慢性气管炎痰湿蕴肺，肾阳不足的患者，可与《医学心悟》止嗽散合用以增强化痰止咳的作用。下虚甚者，酌加仙灵脾、补骨脂、枸杞子等品。方中当归一味，其用意有人不甚了解，多以为系补血而设，殊不知本药有良好的止咳平喘作用，《神农本草经》早就记述当归"主咳逆上气"；《景岳全书》贞元饮，即是以本品配合熟地、炙甘草，治气短似喘，呼吸促急等症，足可证之。

5. 七味都气丸：出自《医宗己任编》，由熟地黄、萸肉、山药、泽泻、牡丹皮、茯苓、五味子组成。功能补肾纳气。盛师常

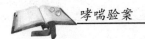
用本方治疗肾阴虚衰，气不摄纳而致的哮喘，多见于久年不愈，"穷必及肾"者。可与金水六君煎（当归、熟地黄、半夏、陈皮、茯苓、甘草、生姜）、生脉饮等配合应用，并可随证加入补骨脂、砂仁、沉香、五味子、胡桃肉、蛤蚧、紫河车等味，以增强补肾纳气之效。案2即是其例。

此外，治"外寒内饮"之小青龙汤，"喉中水鸡声"之射干麻黄汤等，盛师亦较常用。

最后值得提出的，盛师还从中医体质学说角度，强调过敏性哮喘的发病，常与"特禀体质"有关，即这类哮喘患者常有家族（直系亲属）史，显然与遗传因素紧密相关。其治疗方法，扶正固本乃图本之治，"抗敏"是治标之法，一般选用玉屏风散、二至丸、过敏煎（防风、银柴胡、乌梅、五味子）等方。盛师自拟经验方：黄芪、炒白术、防风、制女贞子、旱莲草、蝉衣、乌梅、银柴胡、五味子、炙甘草（必要时加紫河车），于哮喘发作缓解期与服，取得了一定疗效。

眩 晕 验 案

[案例]

例 1：水不涵木风痰上扰眩晕案

郦某某，女，52 岁，2015 年 6 月 25 日初诊。

头顶重胀，夜寐欠安，头晕耳鸣，脉象弦细，舌淡红苔腻，口发黏。《内经》云："诸风掉眩皆属于肝。"前贤又曰："无痰不作眩。"证系水不涵木，风痰上扰。治宜滋水涵木，化痰息风。方用杞菊地黄汤、二至丸合半夏白术天麻汤化裁。

生地黄 18g、萸肉 9g、枸杞子 12g、淮山药 15g、甘菊 10g、制半夏 9g、天麻 9g、炒白术 10g、陈皮 6g、茯苓 9g、制女贞子 12g、蔓荆子 9g、旱莲草 12g、灵磁石（先煎）30g、怀牛膝 9g　7 剂。

二诊（2015 年 7 月 2 日）：水不涵木，风痰上扰，药后头胀眩晕已减轻，夜寐欠安，脉象弦细，舌淡红。再拟原法。

生地黄 18g、萸肉 9g、枸杞子 12g、淮山药 15g、甘菊 10g、制半夏 9g、天麻 9g、炒白术 10g、陈皮 6g、茯苓 9g、制女贞子 12g、蔓荆子 9g、旱莲草 12g、灵磁石（先煎）30g、怀牛膝 9g、炒枣仁 12g　7 剂。

三诊（2015 年 7 月 9 日）：药后头胀眩晕悉减，夜寐转安，脉弦细，舌质淡红苔薄。水不涵木，风痰上扰渐平。再踵前法。

生地黄 18g、萸肉 9g、枸杞子 12g、淮山药 15g、甘菊 10g、

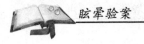
天麻9g、炒白术9g、制半夏9g、制女贞子12g、旱莲草12g、蔓荆子9g、怀牛膝9g、炒枣仁12g、夜交藤18g、灵磁石（先煎）30g、陈皮6g、茯苓9g　7剂。

　　按：《素问·至真要大论》曰："诸风掉眩皆属于肝。"前贤有云："无痰不作眩。"分析患者症状，乃水不涵木，风痰上扰所致。方予杞菊地黄汤、二至丸滋肾养肝，以息内风；取半夏白术天麻汤意，以半夏燥湿化痰，天麻平肝息风，而止头眩，两者合用，为治风痰眩晕头痛之要药，诚如李东垣在《脾胃论》中说："足太阴痰厥头痛，非半夏不能疗；眼黑头眩，风虚内作，非天麻不能除。"复加磁石重镇息风，擅治耳鸣；蔓荆子平肝止眩，取巅顶之上惟风药可到之意；怀牛膝滋养肝肾，引虚热下行，以助平息内风。本案抓住水不涵木，风痰上扰的主要病机，药证合拍，故疗效较好。

例2：心脾两虚眩晕案

　　王某某，女，52岁，2015年8月25日初诊。

　　既往时有眩晕，心慌，且面色苍白，脉来濡缓，凭症参脉，心脾两虚是其病理症结所在。刻下虽病有改善，尚需补养心脾以从本治。方用归脾汤加味。

　　党参15g、制苍白术各10g、黄芪20g、当归12g、广木香6g、茯神10g、炙远志6g、炒枣仁12g、炙甘草6g、陈皮6g、龙眼肉10g、生姜3片、红枣15g　7剂。

　　二诊（2015年9月1日）：面色萎黄，眩晕已瘥，自觉动则气短，不耐劳累，偶有心慌，记忆健忘，脉象濡缓，舌苔薄腻。证属气血两虚，兼有湿蕴中宫。本虚标实，以本虚为主。续用归脾汤，佐以运中化湿。

黄芪30g、党参15g、制苍白术各10g、当归12g、茯神10g、炙远志6g、炒枣仁12g、广木香6g、佩兰9g、藿香9g、炙甘草6g、茯苓9g、米仁15g 7剂。

三诊（2015年9月8日）：前佐化湿之药，舌苔已转薄白，乃中焦湿蕴已祛之象。尚有气短，精神疲乏，心慌、健忘等症，系心脾两虚之证。病来有渐，非旦夕所奏全功，宜缓缓图治可也。遵《内经》"劳者温之""损者温之"之旨。方用归脾汤再进。

黄芪30g、党参15g、炒白术12g、当归12g、茯神10g、炙远志6g、炒枣仁12g、广木香6g、龙眼肉9g、红枣15g、生姜3片、炙甘草6g 7剂。

按：本案为气血不足，心脾两虚之眩晕案，患者面色苍白，眩晕，心悸心慌，记忆健忘为主要表现，当以归脾汤为首选，取其益气补血，健脾养心之功效。用药切中肯綮，故疗效较好。值得指出的是，眩晕的病因病机，多由气血亏虚、肝风内动、风痰升扰所致，临床须注意辨治。

例3：肝肾阴虚眩晕案

刘某某，男，41岁，2014年11月25日初诊。

肝肾阴虚，水不涵木，肝阳化风升扰，症见下则腰酸，上则眩晕。诊得脉弦，舌质偏红苔薄。治宜滋水涵木，平息内风，方用张锡纯镇肝息风汤加减。

怀牛膝12g、代赭石12g、化龙骨（先煎）12g、左牡蛎（先煎）30g、败龟板（先煎）15g、玄参9g、生地黄18g、槐花10g、萸肉10g、生白芍10g、枸杞子12g、石决明（先煎）15g、明天

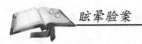
麻 9g　7 剂。

二诊（2014 年 12 月 2 日）：肾阴下亏，水不涵木，肝阳化风升扰，经滋水涵木，镇肝息风治疗后，腰酸眩晕已瘥，脉舌如前。前方既效，仍步原法。

怀牛膝 12g、代赭石 15g、化龙骨（先煎）12g、左牡蛎（先煎）30g、败龟板（先煎）15g、玄参 9g、桑寄生 15g、杜仲 12g、甘菊花 9g、生地黄 18g、枸杞子 12g、石决明（先煎）15g、明天麻 9g、萸肉 10g、淮山药 15g、制女贞子 12g、旱莲草 12g　7 剂。

三诊（2014 年 12 月 9 日）：病情稳定，无明显不适，脉舌如前。效不更方。

怀牛膝 12g、代赭石 15g、化龙骨（先煎）12g、左牡蛎（先煎）30g、败龟板（先煎）15g、玄参 9g、杜仲 12g、桑寄生 15g、甘菊花 9g、生地黄 18g、枸杞子 12g、制女贞子 12g、旱莲草 12g、明天麻 9g、萸肉 10g、淮山药 15g、石决明（先煎）15g　7 剂。

按：肝肾阴虚，水不涵木，肝阳化风升扰，而致头晕；腰为肾之外府，肾虚于下则腰酸；舌质偏红，脉弦，乃阴虚阳亢风动之象。方予镇肝息风汤以制肝阳上亢，内风升扰，配二至丸合杞菊地黄汤化裁以滋水涵木。方中怀牛膝善引气血下行，槐花现代药理研究发现具有防治动脉粥样硬化，兼治高血压之功效，桑寄生、杜仲补肝肾而降血压，均为临床降压常用药。本例对症下药，故效验显著。

[说解]

眩晕是临床最常见的症状之一，中医学将其归纳为外感、内伤两类。盛师认为，风、火、痰、虚是其主要病因，特别推崇张景岳因虚致眩的观点，《景岳全书》尝谓："眩运一证，虚者居其八九，而兼火兼痰者，不过十中一二耳。"鉴此，盛师在临床上十分重视补养之法治疗眩晕，当然也不忽视虚中夹实，如兼风、兼火、兼痰等证，而施以相应方药。现将其主要治疗经验概述如下：

一是对肝肾阴虚，水不涵木，风阳上扰而致的眩晕，其主要治法是滋阴息风、镇纳浮阳，方以杞菊地黄丸改为汤剂（枸杞子、菊花、牡丹皮、山茱萸、山药、泽泻、茯苓、地黄）、镇肝息风汤（怀牛膝、代赭石、龙骨、牡蛎、龟板、白芍、玄参、天门冬、茵陈、川楝子、麦芽、甘草）为主，并认为前者多用于虚劳（肝肾亏损所致者）眩晕，应用时常配合二至丸（女贞子、旱莲草）、桑麻丸（桑叶、黑芝麻）以增强滋阴息风之功；后者多用于风阳升扰引起的眩晕，尤其适宜于现代医学高血压病，应用时常配入桑寄生、杜仲（实验研究证实有降压作用）、夏枯草等品。若肝火较甚者，采用天麻钩藤饮（天麻、钩藤、石决明、黄芩、山栀、川牛膝、杜仲、益母草、桑寄生、夜交藤、茯神），以其功能滋阴清热、平肝息风。具体应用时常加入生地黄、夏枯草、桑叶、菊花、决明子之类。

二是对气血不足，心脾两虚所致的眩晕，其主要治法是滋养气血，补益心脾。盛师常用归脾汤（人参、白术、黄芪、枣仁、茯苓、远志、龙眼肉、木香、当归、炙甘草）、十全大补汤（人参、熟地黄、白术、茯苓、当归、黄芪、白芍、炙甘草、肉桂、川芎）治疗，大多加入天麻、枸杞子、女贞子、旱莲草、甘菊养血定眩之品。若脾虚气陷，清阳不升而致的眩晕（多见于低血压病患者），则用补中益气汤（黄芪、白术、人参、当归、陈皮、升麻、柴胡、炙甘草）加枸杞子、黄精之类。

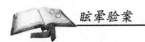
三是对风痰上扰引起的眩晕，其主要治法是平肝息风、化痰止眩。盛师常用《医学心悟》半夏天麻白术汤（半夏、天麻、白术、茯苓、陈皮、甘草、生姜、大枣、蔓荆子）加减，并对方中蔓荆子一药，认为用得恰到好处，因为本品功擅清利头目，而且能引诸药上行于头，"巅顶之上，惟风药可到"，此之谓也。另外，温胆汤（半夏、枳实、橘皮、茯苓、竹茹、生姜、甘草）加天麻、石决明、灵磁石等，亦多择用。以上两方，盛师多用于现代医学的梅尼埃（美尼尔）病，效果明显。这里更值得一提的是，盛师对《金匮要略》治"心下有支饮，其人苦冒眩"的泽泻汤（泽泻、白术），认为其对痰饮升扰而致的眩晕（包括美尼尔病），可谓药简力专，可随证配伍陈皮、半夏、茯苓、灵磁石之类，每获卓效。

自 汗 验 案

[案例]

例1：玉屏风散合桂枝加龙骨牡蛎汤治自汗案

苏某某，男，40岁，2016年6月19日初诊。

平时动则自汗，易于感冒，伴精神疲乏，头昏沉，脉象沉细缓，苔薄白。治宜益气固表，调和营卫。方用玉屏风散、桂枝加龙骨牡蛎汤合化。

黄芪30g、炒白术15g、防风5g、桂枝6g、炒白芍12g、左牡蛎（先煎）30g、化龙骨（先煎）15g、浮小麦15g、炙甘草6g、红枣15g　7剂

二诊（2016年7月17日）：药后自汗显减，惟感精神疲乏，脉濡细，舌淡红苔薄白。再以原法继之。

黄芪30g、桂枝6g、左牡蛎（先煎）30g、红枣15g、炒白术12g、炒白芍12g、化龙骨（先煎）15g、生姜5g、防风5g、炙甘草6g、浮小麦15g、党参15g　7剂

三诊（2016年7月24日）：自汗基本控制，无明显不适，脉舌如前，治守原法。

黄芪30g、桂枝6g、炒白术12g、炒白芍12g、防风5g、左牡蛎（先煎）30g、化龙骨（先煎）15g、炙甘草6g、党参15g、生姜5g、浮小麦15g、红枣15g　7剂

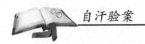
例 2：益气固表调和营卫治自汗案

何某某，女，60 岁，2016 年 7 月 14 日初诊。

患者平时自汗淋漓，畏寒怕风，少气乏力，容易感冒，脉象濡缓，舌淡白。证属气虚外表不固，营卫不和。治宜补益卫气，调和营卫。方用玉屏风散合桂枝汤加固涩敛汗之品。

黄芪 20g、炒白术 12g、防风 5g、桂枝 5g、生白芍 12g、左牡蛎（先煎）30g、化龙骨（先煎）15g、五味子 6g、瘪桃干 9g、浮小麦 15g、炙甘草 6g、红枣 15g、生姜 4g　7 剂。

二诊（2016 年 7 月 21 日）：药后自汗大减，脉象濡缓，舌淡白。再拟益气固表，调和营卫，兼以固涩敛汗。

黄芪 30g、炒白术 12g、防风 5g、桂枝 5g、生白芍 12g、左牡蛎（先煎）30g、化龙骨（先煎）15g、五味子 6g、瘪桃干 9g、浮小麦 15g、红枣 15g、炙甘草 6g、生姜 4g　7 剂。

三诊（2016 年 8 月 4 日）：自汗基本控制，脉来濡缓，舌淡苔薄白。卫气得充，外表已固。拟原法乘胜再进，以巩固疗效。原方续服 7 剂。

随访：共就诊 5 次，自汗已止，自觉无明显不适。

按：以上 2 例，其病因病机均为卫气不固、营卫不和而引起自汗，故处方以玉屏风散益气固表，桂枝汤调和营卫，复加牡蛎、龙骨、浮小麦、红枣、瘪桃干、五味子等固涩收敛之品，以增强止汗之功。方中浮小麦、红枣两味，是民间治疗自汗的单方验方，尤适合于儿童患者，既往药铺常将两药共成一包出售，购者颇多。

[说解]

自汗是指时时汗出，动则益甚的一种病症。《景岳全书·汗证》谓："自汗者，濈濈然无时，而动作则益甚。"堪称是对自汗的准确界定。自汗的病因病机及临床证型不一，盛师结合上述病例，着重讲解了卫气不固和营卫不和所引起的自汗及其治法。属营卫不和者，其病机和治法早见于《伤寒论》，该书第53条云："病常自汗出，此为荣气和，荣气和者，外不谐，以卫气不共荣气谐和故尔，以荣行脉中，卫行脉外，复发其汗，荣卫和则愈，宜桂枝汤。"意指常自汗出的病人，有因卫气与营气不能相互协调所引起的，桂枝汤乃是正治之法。

盛师认为，更常见的病因是卫气虚弱，腠理不固。《灵枢·本藏》谓："卫气者，所以温分肉，充皮肤，肥腠理，司开合者也。"由此可知，若卫气虚功能失常，势必导致腠理疏松，开合失司，自汗所由作矣。

从目前临床来看，自汗患者大多由上述两种病因引起，或单独为之，或相兼为患。以上两例，即是营卫不和与卫气虚弱兼而有之，故治法均以益气固表，调和营卫为主，佐以固涩敛汗之品，获效显著。

这里值得一提的是，对于玉屏风散的出处功效和方义，盛师作了深入考证和发挥。

对于本方出处，现代大致有两种说法：一是谓出自元·危亦林《世医得效方》（1337年），持这种观点的有《中医方剂学讲义》（中医学院试用教材，1964年版）、《古今名方》（河南科学技术出版社出版）、《新编中医方剂学》（甘肃人民出版社出版）等；二是近年有人鉴于《世医得效方》现行本未载此方，认为系元·朱震亨《丹溪心法》（1481年）方。《简明中医辞典》亦持此说。其实，在中医古籍中，先于《世医得效方》和《丹溪心

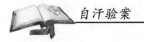
法》就有玉屏风散的记载。三十年前，盛师在整理和校点《医方类聚》过程中，对此有新的发现。盖《医方类聚》系朝鲜金礼蒙氏等于 1443～1445 年搜集我国明朝初叶以前重要医籍 150 余种加以分类编纂而成，全书收录古方约 6 万首，其中有关玉屏风散的记载，谓其出自《究原方》。考《究原方》系宋代医家张松所撰，《宋以前医籍考》载录了张松的"自序"，张作序的年代为"嘉定六年"，即公元 1213 年，较之《世医得效方》和《丹溪心法》早一二个世纪多。南京中医学院主编的《中医方剂大辞典》亦予以采纳。可见《究原方》当是目前我们发现记载玉屏风散的最早文献，这对规范本方的出处，不无裨益。明清以降，不少名著如《医方考》《张氏医通》《济阳纲目》《古今名医方论》《古方选注》《汤头歌诀》《成方便读》等，均选载玉屏风散。现代中医院校中医方剂学教材，亦将本方收录其中。

玉屏风散的组方、功效和主治，历代医家多有阐述。《究原方》载本方的组成和用法为防风一两、黄芪（蜜炙）、白术各二两。上㕮咀，每服三钱，水一盏半，加大枣一枚，煎七分，去滓，食后热服。主治腠理不密，易于感冒。《管见大全良方》亦有如下记述："玉屏风散治男子妇人腠理不密，易感风邪，令人头目昏眩，甚则头痛项强，肩背拘倦，喷嚏不已，鼻流清涕，续续不止，经久不愈，宜服此药。"《丹溪心法·自汗附方》谓其治自汗，但组方的药物剂量与《究原方》有所不同，其中黄芪的剂量减至一两，说明君药黄芪已易为白术。现代高等中医院校教材《方剂学》（上海科学技术出版社 2008 年 6 月出版）其方中各药剂量悉宗《究原方》，惟注明现代用量单位（克），并指出功用"益气固表"，主治"肺卫气虚证。汗出恶风，面色苍白，易感风邪，舌淡苔薄白，脉浮虚。"遵古酌今，说得更加简要明白，易于掌握。基于上述，盛师结合临床经验，认为玉屏风散的适应证可概括 16 个字，即"卫气不足，腠理不固，常自汗出，易于感冒"。补益卫气，固表止汗是本方的主要功效。明乎此，临证才能得心应手，运用裕如。

对于玉屏风散的方义，历代医家见仁见智，颇多发挥，如《医方考》阐释说：方中"白术、黄芪所以益气，然甘者性缓，不能速达于表，故佐之以防风。东垣有言，黄芪得防风而功愈大，乃相畏相使者也。是自汗也，与伤风自汗不同，伤风自汗责之邪气实；杂证自汗责之正气虚，虚实不同，功补亦异。"《成方便读》亦曰："大凡表虚不能卫外者，皆当先建立中气，故以白术之补脾建中者为君，以脾旺则四脏之气皆得受荫，表自固而邪不干；而复以黄芪固表益卫，得防风之善行善走者，相畏相使，其功益彰，则黄芪自不虑其固邪，防风亦不虑其散表，此散中寓补，补内兼疏，顾名思义之妙，实后学所不及耳。"《方剂学》（版本见上述）说得尤为贴切："方中黄芪擅补脾肺之气，俾脾气旺则土能生金，肺气足则表固卫实，用为君药；白术益气健脾，助黄芪培土生金，固表止汗，为臣药。芪、术合用，既可补脾胃而助运化，使气血生化有源，又能补肺气而实肌表，使营阴循其常道，如此则汗不致外泄，邪亦不易内侵。风邪袭表，理当祛之于外，然腠理疏松之人，发汗又虑更伤其表，故佐以少量防风走表而祛风邪。黄芪得防风，则固表而不留邪；防风得黄芪，则祛邪而不伤正。煎药时少加大枣，意在加强本方益气补虚之力。诸药合用，表虚自汗之人服之，能益气固表以止汗泄，体虚易感风邪之人服之，能益气固表以御外邪。"最有意思的是，对其方名

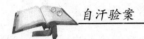
"玉屏风散"，《古今名医方论》道出了深刻的内涵，尝谓："夫以防风之善驱风，得黄芪以固表，则外有所卫；得白术以固里，则内有所据，风邪去而不复来，当倚如屏，珍如玉也。"《方剂学》（版本同上）更为形象地说："由于本方益气固表，止汗御风之功有如屏障，珍贵如玉，且为散剂，故以'玉屏风散'名之。"其比喻惟妙惟肖，切中肯綮。需要关注的是，方中黄芪与白术，究竟以何者为君，何者为臣，上述文献有两种说法，盛师认为一般临床应用黄芪剂量较白术为重，即以黄芪为君药，但有些患者脾胃虚弱较甚，如自汗伴有胃呆少纳，大便溏烂，则白术的剂量宜较黄芪为重，即君药易为白术，其效更佳，贵在临证活泼泼地掌握，未可固执一家之言。

心 悸 验 案

[案例]

例1：高年气血两虚心悸案

单某某，女，79岁，2015年1月27日初诊。

高年气血两虚，心营不足，症见精神疲乏，心悸心慌，记忆健忘，短气不足以息。脉来有歇止，舌胖边有齿印苔薄腻。听诊心律不规则。既往有高血压病史（服用西药控制）。治宜补养气血，宁心安神。方用归脾汤加减。

生黄芪18g、党参15g、炒白术12g、当归12g、茯苓9g、茯神9g、炙远志6g、丹参15g、炒枣仁12g、广木香5g、石菖蒲9g、炙甘草6g、生姜3片、红枣12g、龙眼肉9g　7剂。

二诊（2015年2月3日）：前投归脾汤加减，诸症悉减，效不更方。

黄芪18g、党参15g、炒白术12g、当归12g、茯苓9g、茯神9g、炙远志6g、丹参15g、炒枣仁12g、广木香5g、石菖蒲9g、炙甘草6g、生姜3片、红枣12g、龙眼肉9g　7剂。

按：《丹溪心法》云："人之所主者心，心之所养者血，心血一虚，神气不守，此惊悸之所以肇端。"本例高年气血两虚，心营不足，心悸心慌由是作矣，更兼短气、健忘、精神疲乏，体虚之象明也。方以归脾汤化裁，取黄芪、党参补心脾之气，当归、龙眼肉养心脾之血，炒白术、广木香健脾畅中，茯神、酸枣仁、

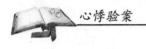
炙远志养心安神，辅以丹参活血，取其通利经脉，以增强养血复脉的作用。诸药配伍，共奏补养气血，宁心安神之效。临床证实，归脾汤对于心脾两虚，神不安藏而致的心悸，健忘，不寐等症，屡获良效，此案即是其例。

例 2：心气不足脉络瘀阻心悸案

徐某某，男，79 岁，2015 年 3 月 5 日初诊。

心气不足，脉络瘀阻，房颤久年，心率缓慢，30～60 次/分，已装心脏起搏器，自觉精神疲软。脉结代，舌胖边有齿印苔薄腻。治宜补益心气，疏通心脉为主，佐以化痰祛湿，方用黄芪生脉饮、五参汤加味。

黄芪 18g、党参 15g、麦门冬 12g、五味子 6g、北沙参 12g、丹参 18g、玄参 6g、苦参 12g、川芎 6g、桃仁 9g、茯苓 9g、茯神 9g、炙远志 6g、炒枣仁 12g、制半夏 9g、炙甘草 6g、甘松 6g、陈皮 6g　7 剂。

二诊（2015 年 3 月 12 日）：房颤久年，系心气不足，脉络瘀阻使然，脉结代，舌胖边有齿印。再拟原法。

黄芪 20g、党参 15g、麦门冬 12g、五味子 6g、北沙参 12g、丹参 18g、玄参 6g、苦参 12g、川芎 6g、桃仁 6g、茯苓 9g、茯神 9g、炙远志 6g、炒枣仁 10g、当归 12g、甘松 6g、炙甘草 6g　7 剂。

三诊（2015 年 3 月 19 日）：精神尚可，自觉无明显不适，脉仍结代（永久性房颤），舌胖边有齿印。心气心营俱不足，血脉瘀阻。再拟原法。

黄芪 20g、党参 15g、麦门冬 12g、五味子 6g、北沙参 12g、丹参 18g、玄参 9g、苦参 12g、川芎 6g、桃仁 6g、茯苓 9g、茯神 9g、炙远志 6g、炒枣仁 12g、当归 12g、甘松 6g、炙甘草 6g　7 剂。

按：本例西医诊断为冠心病。中医辨证为心气不足，脉络瘀阻而成心痹。故方用黄芪生脉饮补养心气心营之不足；五参汤（党参、玄参、沙参、丹参、苦参）为治疗心律失常之验方，临床用之常能取效。加桃仁、川芎等活血化瘀，疏通心脉；甘松现代研究证实有抗心律失常作用。诸药配伍，共奏补益心气，疏通心脉，纠正心律之效。

［说解］

心悸是指病人自觉心中惕惕跳动，惊慌不安或脉见叄伍不调的一种症状，诚如成无已所说"悸者，心忪是也，筑筑惕惕然动，怔怔忪忪，不能自安者是也。"

盛师认为，本病的病因虽错综复杂，但据临床所见，多由情志不调，伤及心脏所致，也有因痰饮血瘀引起者。基于此，盛师指出本病的辨证要点务必要掌握虚实两大端，而虚实相兼为患者，亦不在少数。他爱引《医宗必读》"若夫虚实之分，气血之辨，痰与饮，寒与热，外伤夭伤，内伤情志，是在临证者择之"和《血证论》："凡思虑过度及失血家去血过多者，乃有此虚证，否则多挟痰瘀，宜细辨之"两家之言予以佐证，并做了详细解读，使我们对本病的病因病机和辨证要领，加深了认识。

对于本病的治疗，盛师指出应根据证型分别投剂，并强调"圆机活法，存乎人也。"兹将其经验方和常用方剂概述于下：

1. 养心定悸汤：这是盛师治疗心悸的经验方。方由党参、黄芪、当归、茯神、远志、枣仁、柏子仁、川芎、五味子、甘松、苦参、炙甘草组成，功能补气养血，宁心定悸，适用于气血不足，心失所养而致的心悸，常伴神疲寐劣，记忆健忘等症。其实本经验方是由古代名方归脾汤和养心汤合化而成。方中苦参、甘

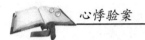
松两味，现代实验研究证实有抗心律作用。盛师常用本方治疗心神经官能症，可谓历验不爽，多有疗效。

2. 十味温胆汤：出《证治准绳》。方由制半夏、枳实、远志、陈皮、人参、茯苓、枣仁、熟地黄、五味子、炙甘草、生姜、大枣组成。功能化痰涤饮，养心定悸。适用于心虚胆怯，心悸寐差，呕恶痰涎等症，乃心气亏虚，痰饮扰心的虚实兼挟之证。盛师常用此方治疗肺源性心脏病出现心悸咳喘、短气、浮肿的患者，有较好的效果。

3. 血府逐瘀汤：出《医林改错》。方由当归、生地黄、桃仁、红花、牛膝、赤芍药、枳壳、桔梗、川芎、柴胡、甘草组成。功能活血理气，疏通脉络，适用于心脉瘀阻而致心悸，多伴胸部闷痛、舌紫、脉细涩等症候。盛师常用本方合丹参饮（丹参、檀香、砂仁）化裁或加琥珀、龙齿等治疗冠心病引起的心悸，中医辨证为心脉瘀阻的证型，获效良多。

4. 五参汤：这是已故浙籍名医魏长春的经验方。由党参、丹参、苦参、北沙参、玄参组成。功能益气养阴，活血通脉，适用于气阴两虚，心脉瘀滞而引起的心悸等症。盛师常用本方治疗上述病理因素的心律失常，效果显著。在具体应用时，可配合稳心颗粒（中成药）疗效更好。

此外，仲景炙甘草汤、天王补心丹、朱砂安神丸等，盛师亦随证择用。

还值得一提的是，盛师认为从现代医学观点来说，"心悸"仅是一个症状，常见于高血压、冠心病、风湿性心脏病、肺源性心脏病、心肌炎等多种疾病，临床需辨病与辨证结合，宏观与微观结合，这样处方用药的针对性会更强，有利于提高疗效。

胸 痹 验 案

[案例]

例1：心脉瘀阻血不养心胸痹案

许某某，女，77岁，2014年12月4日初诊。

既往有脑外伤史，经治后头晕已减，现感胸闷，夜寐甚劣，血压138/75mmHg（服用降压药后）。西医诊断冠心病。脉弦硬，舌苔薄白。证属心脉瘀阻，血不养心，遂令失眠胸闷，治宜活血通脉、理气宽胸、养心安神。方用冠心2号合瓜蒌薤白汤化裁。

丹参15g、降香9g、当归12g、川芎6g、夜交藤20g、茯神10g、炙远志6g、炒枣仁12g、砂仁（后下）5g、炙薤白10g、瓜蒌皮9g、石菖蒲9g、炙甘草6g　7剂

二诊（2014年12月11日）：心脉瘀阻，血不养心，前投活血通脉、理气宽胸、养心安神之剂，夜寐改善，胸闷犹存。脉象弦硬偶有歇止，舌质偏红，中有裂纹。治守原法。

丹参18g、降香9g、当归12g、川芎6g、夜交藤20g、茯神10g、炙远志6g、砂仁（后下）6g、炒枣仁12g、全瓜蒌9g、炙薤白10g、石菖蒲9g、枳壳9g、麦门冬10g、炙甘草6g　7剂

三诊（2014年12月18日）：药后胸闷夜寐明显改善，脉象弦硬偶有歇止，舌质红裂。再拟原法。

丹参18g、降香9g、当归12g、川芎6g、夜交藤20g、茯神10g、炙远志6g、砂仁（后下）6g、炒枣仁12g、全瓜蒌9g、炙

薤白 10g、石菖蒲 9g、枳壳 9g、麦门冬 10g、炙甘草 6g　7 剂

四诊（2014 年 12 月 25 日）：前投活血通脉、宽胸理气之剂，诸症已瘥。脉来有歇止，舌质红。治守原法。

丹参 15g、降香 9g、当归 12g、川芎 6g、夜交藤 20g、茯神 10g、麦门冬 12g、炙远志 6g、炒枣仁 12g、砂仁（后下）5g、炙薤白 10g、瓜蒌皮 9g、石菖蒲 9g、炙甘草 6g　7 剂

五诊（2015 年 1 月 8 日）：药后胸闷已瘥，寐亦转好，胃呆少纳，脉来歇止，舌苔薄腻。乃夹有湿阻食滞，再拟原法加芳香化湿，醒胃悦脾。

丹参 18g、降香 9g、当归 12g、川芎 6g、夜交藤 20g、茯神 10g、炙远志 6g、炒枣仁 12g、砂仁（后下）5g、炙薤白 10g、瓜蒌皮 9g、石菖蒲 9g、炙甘草 6g、藿香 9g、炒谷麦芽各 9g　7 剂

例 2：胸阳不旷瘀滞心络胸痹案

裘某某，女，66 岁，2015 年 2 月 3 日初诊。

心脉瘀阻，胸阳不旷，症见胸闷延及背部，脉结代。兼见右下腹部胀痛，纳食不馨，偶有嗳气，舌苔糙腻，此乃湿食阻滞，胃失和降使然。治宜宽胸理气，活血通脉为主，兼以祛湿消食以和胃。方用冠心 2 号、瓜蒌薤白汤、四逆散合化。

丹参 18g、降香 9g、川芎 6g、炙薤白 12g、瓜蒌皮 10g、苦参 12g、甘松 6g、柴胡 9g、赤芍 10g、炒白芍 10g、枳壳 9g、藿香 10g、炒谷芽 10g、炒麦芽 10g、焦山楂 15g、当归 9g、炙甘草 6g　7 剂

二诊（2015 年 2 月 10 日）：药后胸闷略减，原有慢性胃炎、溃疡病宿恙，近因服西药抗生素，以致脘腹不舒，纳食减少，大便不成形夹有不消化食物，口黏，嗳气。脉来结代，舌苔厚腻。

治宜原法加重运脾消食之品。

丹参 18g、降香 9g、川芎 6g、炙薤白 10g、瓜蒌皮 9g、藿香 9g、佩兰叶 9g、制苍术 9g、川朴花 6g、陈皮 6g、炒谷芽 10g、炒麦芽 10g、炙鸡内金 9g、焦山楂 12g、炙甘草 5g　7 剂

三诊（2015 年 2 月 17 日）：心胃交病，症见胸闷，脉来结代，心悸，脘腹部不舒，纳谷不馨，舌红苔腻。再拟原法。

丹参 18g、降香 9g、川芎 6g、炙薤白 10g、瓜蒌皮 9g、藿香 9g、佩兰叶 9g、制苍术 9g、川朴花 6g、陈皮 6g、炒谷芽 10g、炒麦芽 10g、川石斛 9g、炙鸡内金 9g、生山楂 12g、炙甘草 5g　7 剂

随访：先后就诊共 6 次，病情若失，自觉无不适。

按：心脉瘀阻是以上两例的主要病理症结所在，故均以冠心 2 号合瓜蒌薤白汤治之。冠心 2 号功擅通利心脉；瓜蒌薤白汤乃遵《金匮要略》治胸痹胸背痛而用。现代药理研究提示瓜蒌具有扩张冠状动脉，增加冠脉流量等作用。薤白善通胸中之阳气。方中苦参、甘松可纠正心律失常。余药皆随证加减。堪称法合、方妥、药当，是以取效。

［说解］

胸痹《金匮要略》有专篇论述，其主症是"喘息咳唾，胸背痛，短气"，甚则"心痛彻背，背痛彻心。"仲景将本病的病因病机主要归咎于胸阳不旷，浊阴凝聚所致，以瓜蒌薤白白酒汤系列方予以治疗。盛师根据临证经验，认为胸痹的症状，多见于现代医学"冠状动脉硬化性心脏病"（简称"冠心病"），运用瓜蒌薤白白酒汤等治疗，常获较好效果。这里特别值得一提的是，盛师鉴于冠状动脉硬化使血管腔狭窄或阻塞导致心肌缺血、缺氧，故

在临床上治疗胸痹，常配合冠心 2 号（丹参、赤芍、红花、川芎、降香）等行气活血方剂以改善冠状动脉供血不足，可望提高疗效，上述两个案例均有所体现。

说到这里，盛师还推崇《时方歌括》丹参饮。方中丹参活血化瘀，是为主药，辅檀香、砂仁通达气机，乃取"气为血帅""气行则血行"之意，功能行气活血，以达"通则不痛"之效。现代防治冠心病、心绞痛的不少新方新药，诸如冠心 2 号、复方丹参片、丹参滴丸等，多受本方的启发研制而成，足见其影响之深远，疗效之确切。同时，也反映出对古代名方的应用，应体现继承中有创新，发掘中见提高。

此外，盛师根据《金匮要略》治疗胸痹的其他方剂，如治"胸痹，胸中气塞，短气"的茯苓杏仁甘草汤、橘枳姜汤，于是认为痰浊内阻，心脉闭塞，亦是胸痹的主要成因之一，因此在治疗冠心病而见胸闷痰多，呼吸短促，舌苔白腻等症状时，应重视祛除痰浊，促使胸阳开旷，心脉通畅，诸症可解。

现代有实验研究提示：加味瓜蒌薤白汤浸膏（以瓜蒌薤白汤为基础，加赤芍、丹参、川芎、红花、降香）能显著延长小白鼠的耐缺氧时间，能明显增加离体豚鼠的冠脉灌流量及降低心率，高剂量组可显著降低血小板粘附性。

总之，盛师强调学习和应用"胸痹"的理法方药，应与心血管疾病特别是冠心病的防治有机结合起来，这样才能更好地发挥"古为今用"。当然，胸痹未可与冠心病划等号，还可涉及其他疾病，如慢性阻塞性肺疾病等，这点必须明确。

痹 症 验 案

[案例]

例1：苍术白虎忍冬汤治痛风历节案

汪某，男，46岁，2016年4月18日初诊。

痛风病史10余年，每次发作症见关节疼痛，服用西药秋水仙碱等治疗。近两日关节疼痛加剧，以左踝关节为甚，步履艰难，由亲人扶来就诊。顷诊患者面色晦滞，精神不振，呈痛苦状，左踝关节红肿热痛，扪之灼热，小便黄赤。脉象弦细，舌苔薄腻。系湿热流注下焦，客于骨节，痹阻经络，不通则痛。证属湿热痹，病名"历节"。治宜清热利湿，宣痹通络。方用苍术白虎忍冬汤、宣痹汤、四妙丸合化。

制苍术10g、生石膏（先煎）20g、知母10g、忍冬藤30g、防己9g、滑石12g、晚蚕沙12g、米仁20g、连翘12g、赤小豆15g、川牛膝9g、黄柏9g、独活6g、赤芍药12g、川草薢10g、土茯苓18g、威灵仙12g　7剂

二诊（2016年4月25日）：药后左踝关节红肿热痛已止，行动自如，舌苔变薄，脉仍弦细。此乃湿热得化，骨节活利，经络通达之佳象。原方扬鞭再进，以巩固疗效。

制苍术10g、生石膏（先煎）20g、知母10g、忍冬藤30g、滑石12g、防己9g、晚蚕沙12g、米仁20g、连翘12g、赤小豆15g、黄柏9g、独活6g、川草薢12g、土茯苓15g、威灵仙12g、

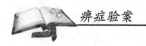
川牛膝 9g、赤芍药 12g、生甘草 5g　7 剂

随访：自觉症状基本消失，能坚持正常工作。

按：本例系湿热流注下焦，客于骨节而致。西医诊断为痛风，中医诊断为历节。以苍术白虎忍冬汤、宣痹汤、四妙散合化治之。盖苍术白虎忍冬汤系盛师的经验方，由苍术白虎汤加忍冬藤而成，功擅清热化湿，通经活络；宣痹汤出《温病条辨》，为治疗湿热痹症的传世良方；四妙散由朱丹溪二妙散加味而成，善治下肢湿热痹症。合之共奏清热利湿，祛风通络之功。由于抓住湿热流注下焦的主要病机，药证恰合，遂获良效。

例2：蠲痹合羌活胜湿汤治风湿痹痛案

王某某，女，70 岁，2016 年 6 月 17 日初诊。

患者肩关节疼痛年余，背部胀疼，膝关节亦然。脉象濡缓，舌苔薄腻。小便色黄，胃纳不振。证属风湿客于骨节，而成痹症。治宜祛风胜湿，通络止痛。方用蠲痹汤合羌活胜湿汤化裁。

黄芪 18g、羌活 9g、独活 6g、当归 12g、防风 6g、片姜黄 12g、川芎 6g、秦艽 9g、蔓荆子 9g、酒炒赤白芍各 10g、米仁 18g、威灵仙 12g、萆薢 10g、土茯苓 15g、晚蚕沙（包煎）12g、络石藤 15g、防己 6g、炙甘草 5g　7 剂

二诊（2016 年 6 月 24 日）：药后肩关节疼痛减轻，舌苔变薄，脉象濡缓。前方既效，无事更张。

黄芪 20g、羌活 9g、独活 6g、当归 12g、防风 6g、片姜黄 12g、川芎 6g、秦艽 9g、蔓荆子 9g、酒炒赤白芍各 10g、米仁 18g、威灵仙 12g、桑寄生 15g、土茯苓 15g、萆薢 10g、晚蚕沙（包煎）12g、络石藤 15g、炙甘草 6g、防己 6g　7 剂

二诊（2016 年 7 月 10 日）：药后肩关节疼痛消失，乃风湿

渐蠲之象，小便变淡，胃纳不振，脉濡缓，舌苔薄腻。拟原法再进，以巩固疗效。

黄芪 20g、羌活 9g、独活 6g、当归 12g、防风 6g、片姜黄 10g、川芎 6g、秦艽 9g、蔓荆子 9g、炒白芍 12g、威灵仙 9g、米仁 18g、萆薢 9g、土茯苓 15g、晚蚕沙（包煎）12g、防己 6g、络石藤 15g、炒谷麦芽各 10g、炙甘草 5g　7 剂

按：蠲痹汤出《杨氏家藏方》，由当归、羌活、姜黄、防风、黄芪、甘草、生姜组成，功能补气养血，祛风胜湿，是治疗痹症的常用方剂；羌活胜湿汤出《内外伤辨惑论》，功能发汗解表，祛风胜湿，对于风湿偏于肌表，或偏于上半身以上的痹痛，效果尤佳。本例以此两方为基础，复加威灵仙、土茯苓、萆薢、蚕沙、防己、络石藤增强利湿通络之功，俾湿邪从小便而去，其病得瘳。

例 3：肝肾不足风湿侵入成痹案

宋某某，女，62 岁，2016 年 7 月 5 日初诊。

肾主骨，肝主筋。患者肝肾不足，气血两虚，风湿乘虚外侵，客于筋骨，以致膝关节疼痛，阴雨天增剧。脉象濡缓，舌淡红苔薄。治宜滋养肝肾，祛风胜湿。因原有胃病（慢性胃炎）史，治当兼顾。方用独活寄生汤合六君子汤化裁。

桑寄生 12g、独活 6g、杜仲 12g、细辛 3g、当归 10g、生地黄 15g、茯苓 9g、秦艽 6g、川芎 4g、防风 6g、怀牛膝 9g、炒白芍 12g、炒白术 9g、陈皮 6g、制半夏 9g、党参 12g、炙甘草 5g、铁皮石斛 6g　7 剂

二诊（2016 年 7 月 12 日）：药后膝关节疼痛若失，惟感手足偶有麻木，夜寐不宁，胃纳尚可。脉象濡缓，舌淡红苔薄。此

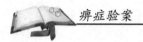
乃血虚生风之候，治当养血祛风，遵前贤"治风先治血，血行风自灭"之训，兼护胃气，佐以安神。

桑寄生 15g、秦艽 9g、炒白芍 15g、当归 12g、川芎 6g、鸡血藤 15g、防风 6g、炒谷麦芽各 9g、茯苓 9g、陈皮 6g、炒白术 9g、炒枣仁 12g、炙远志 6g、炙甘草 6g、铁皮石斛 6g、米仁 15g　7剂

按：独活寄生汤补养肝肾，祛风胜湿并用，对久病痹症，虚实兼夹，病变部位偏于身半以下而见腰膝酸痛者尤为适合，临床历验不爽。本例因原有脾虚胃痛病史，故合用六君子汤补益脾胃。

例4：正虚邪实痹症案

林某某，女，53 岁，2015 年 6 月 30 日初诊。

患者气血素虚，外邪侵袭，羁留骨节，是以腕、膝、踝诸关节酸胀疼痛，病已久年。平素神疲不耐寒热。脉象濡细，舌淡红苔薄腻。治宜祛风渗湿、散寒蠲痹，兼以补养气血。方用蠲痹汤合独活寄生汤化裁。

黄芪 18g、防风 6g、当归 10g、片姜黄 9g、独活 6g、羌活 6g、秦艽 9g、杜仲 12g、生地黄 15g、炒白芍 10g、茯苓 9g、怀牛膝 9g、党参 12g、米仁 15g、炙甘草 5g、桑寄生 15g、豨莶草 12g　7剂

二诊（2015 年 7 月 21 日）：药后腕、踝关节酸疼减轻，膝关节疼痛如故，脉象濡缓，舌苔白腻。前法既效，当守原方，加重渗湿之品。

独活 6g、桑寄生 15g、秦艽 9g、杜仲 12g、当归 12g、川芎 9g、生地黄 15g、酒炒白芍 10g、防风 6g、怀牛膝 10g、片姜黄

9g、米仁 18g、川萆薢 10g、豨莶草 12g、土茯苓 15g、党参 12g、炙甘草 6g　7 剂

三诊（2015 年 7 月 28 日）：前投祛风渗湿、散寒蠲痹之剂，症情显减，脉舌同前。胃纳欠佳，善放矢。治守原方加助消化之品。

黄芪 18g、防风 6g、当归 10g、片姜黄 9g、独活 6g、羌活 6g、秦艽 9g、杜仲 12g、生地黄 15g、炒白芍 10g、茯苓 9g、怀牛膝 9g、米仁 15g、炒谷麦芽各 10g、桑寄生 15g、党参 12g、炙甘草 5g、豨莶草 15g　7 剂

四诊（2015 年 8 月 27 日）：经治后关节疼痛未见发作，惟感神疲乏力，自汗颇多，脉象濡细，舌苔薄白。证属气虚卫外不固，筋骨尚未强健。治宜益气固表，补养肝肾，以资巩固。

黄芪 20g、炒白术 12g、防风 6g、党参 15g、茯苓 10g、米仁 15g、杜仲 12g、桑寄生 15g、怀牛膝 10g、炙甘草 6g、当归 12g　7 剂

按：《内经》云："邪之所凑，其气必虚。"又云："风寒湿三气杂至，合而为痹。"患者气血素虚，故而平素神疲不耐寒热；风寒湿之邪，乘虚袭入人体，深入关节，着而成痹。故以蠲痹汤祛风除湿，蠲痹止痛；独活寄生汤祛风湿、止痹痛、益肝肾、补气血，此两方堪称治痹症的经典之方。处方中姜黄一药，止痛效果颇佳，为治疗痹痛的常用药物，值得重视。

[说解]

盛师结合上述案例，着重对例 1 痛风性关节炎作了讲解和发挥，并介绍了自己治疗痹症的习用方剂：

1. 痛风性关节炎的中医病症归属。本病急性发作的主要临床

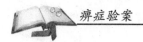
表现是全身不适和关节刺痛呈撕裂样、刀割样或咬噬样，难以忍耐，受累关节及周围组织红、肿、热、痛和功能受限。根据这些症状，盛师认为其中医病名为"痛风""历节"，当属"痹症"范畴。《内经》对痹症的病因病机、症候分类和转归预后等均有详细的论述。如《素问·痹论》指出："风寒湿三气杂至，合而为痹也。其风气胜者为行痹，寒气胜者为痛痹，湿气胜者为着痹。"这是对痹症的成因和分类的纲领性论述，被后世奉为圭臬。历代医家在《内经》的基础上，根据疾病的不同症状特点，赋予不同的病名，如张仲景《伤寒杂病论》有湿痹、血痹、历节等病名；巢元方《诸病源候论》把痹症分作"风湿痹""风痹""风不仁""风冷"等证候；王焘《外台秘要》据其症状痛如虎咬，而称"白虎病"；严用和《济生方》则称"白虎历节"。这里尤其值得一提的是，朱丹溪《格致余论》专列"痛风论"篇，指出"痛风者，大率因血受热已自沸腾，其后或涉冷水，或立湿地，或扇取凉，或卧当风，寒凉外搏，热血得寒，瘀浊凝涩，所以作痛。"并举病例说明"两腿痛甚，动则甚痛"，其痛"叫号撼邻"等是痛风的主要临床表现。其实，丹溪所说的"痛风"，仍属"痹症"范畴，较之现代医学"痛风"，其含义则更为广泛。后世医家有鉴于病名繁多，主张以"痹症"概括之。

盛师经验，痹症的成因和临床类型，除了风、寒、湿三邪引起的行痹、痛痹、着痹外，热痹特别是湿热痹，临床并不少见，尤其是东南沿海一带，地处卑湿，气候温热，湿热之邪，充斥其间，使人受害匪浅，诚如朱丹溪所说："六气之中，湿热为患，十之八九。"因此"湿热痹"的发病率较高，痛风性关节炎不乏属于此种类型，应引起足够的重视。

2. 痛风性关节炎的治疗。"辨证求因，审因论治"是中医治病的基本原则，古代文献中治疗痹症的方药相当丰富，其代表方剂如《金匮要略》治历节之桂枝芍药知母汤、乌头汤；《丹溪心法》治痛风之上中下痛风方。此外还有羌活胜湿汤、蠲痹汤、独活寄生汤、活络丹等等，不胜枚举。盛师针对上述病例，重点介绍了自己治疗湿热痹的经验。其所用方药，主要是苍术白虎忍冬汤、宣痹汤、二妙散系列方。

（1）苍术白虎忍冬汤：这是盛师治疗湿热痹的经验方。该方由苍术白虎汤（《类证活人书》方）加忍冬藤而成，方中苍术苦温燥湿，白虎汤清泄邪热，忍冬藤清热通络，合之共奏清热燥湿，通经活络之功，宜于湿热浸淫筋骨而致的痹痛，堪称力专效宏。

（2）宣痹汤：出自吴鞠通《温病条辨》。原文曰："湿聚热蒸，蕴于经络，寒战热炽，骨骱烦疼，舌色灰滞，面目痿黄，病名湿痹，宣痹汤主之。"方由防己、杏仁、滑石、连翘、山栀、薏苡、半夏、晚蚕沙、赤小豆皮组成。对其方义，吴氏自析说："以防己急走经络之湿，杏仁开肺气之先，连翘清气分之湿热，滑石利窍而清热中之湿，山栀肃肺而泻湿中之热，薏苡淡渗而主挛痹，半夏辛平而主寒热，蚕沙化浊道中清气。"洵为治疗湿热痹的传世良方，临证用之，历验不爽。盛师指出，本方实导源于叶天士《临证指南医案》，案载："徐，温疟初愈，骤进浊腻食物，湿聚热蒸，蕴于经络，寒战热炽，骨骱烦疼，舌起灰滞之形，面目痿黄色，显然湿热为痹，仲景谓湿家忌投发汗者，恐阳伤变病，盖湿邪重着，汗之不却，是苦味辛通为要耳。湿热入经络为痹。防己、杏仁、滑石、醋炒半夏、连翘、山栀、苡仁、野赤

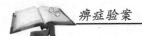
豆皮。"显然，宣痹汤是由本处方演化而成，吴氏传承和发展叶氏学术经验，于此可见一斑。

（3）二妙散系列方：二妙散出《丹溪心法》，由黄柏（炒）、苍术（米泔浸炒）各等分组成，具有清热燥湿之功效。方中黄柏性味苦寒，苦能燥湿，寒能清热，尤善于清下焦湿热；苍术性味苦温，功擅燥湿。二药相配，药简效著，是治疗下焦湿热的名方。临床适用于湿热下注所引起的两足酸软无力，足膝红肿热痛，步履艰难等症。受其影响，《医学正传》于本方中加牛膝，名"三妙散（丸）"，主治湿热下注，脚膝麻木热痛；《成方便读》于三妙散（丸）中加入薏苡仁，名"四妙散（丸）"，主治湿热下注，两足麻痿肿痛等症，从而拓宽和发展了本方的应用范围。盛师治疗湿热痹，常多取用。

上列痛风性关节炎验案，乃融苍术白虎忍冬汤、宣痹汤、四妙丸于一方而有所化裁，其获验之速，奏效之彰，的确令人叹服，很值得师法。

除上面提到的几首方剂外，盛师还有一些治疗痹症的习用良方，一是蠲痹汤。本方出《杨氏家藏方》，由黄芪、当归、羌活、防风、姜黄、甘草、生姜组成，功能补气养血，祛风胜湿，盛师认为此方标本兼治，是治疗痹症的常用方，尤适合于身半以上痹痛，如肩周炎、颈椎病、网球肘（肱骨外上髁炎）等病。上列例2、例4即以是方为主而获显效；二是羌活胜湿汤，本方出《内外伤辨惑论》，由羌活、独活、藁本、防风、川芎、蔓荆子、炙甘草组成，功能祛风胜湿。因其药物多具有解表作用，故一般应用于痹症初起，风湿在表，需要发汗而解者。当然也可与补气养血、活血通络等方药配伍治疗久痹，上列例2即是于蠲痹汤合用；三是独活寄生汤。本方出《备急千金要方》，由独活、桑寄生、杜仲、牛膝、细辛、秦艽、茯苓、桂心、防风、川芎、人参、干地黄、当归、芍药、甘草组成，功能滋养肝肾，益气补血，祛风除湿。盛师认为本方是治疗本虚标实痹症的经典名方，尤适用于身半以下之痹症，如腰椎间盘突出、膝骨性关节炎、坐骨神经痛等病，堪称历验不爽，上列例3、例4，均以此方加减而收良效。此外，盛师曾从同学处吸取验方，由萆薢、防己、土茯苓、威灵仙、蚕沙组成，再加米仁，临床证实疗效颇佳，上列例1、例2即融以此方而克奏肤功。

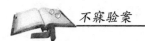
不 寐 验 案

[案例]

例1：调理心脾治不寐案

宋某某，女，60岁，2015年4月30日初诊。

心脾两虚，神不安藏，寐劣多梦，记忆健忘，时有心慌，由是而作。脉来弦缓，舌有齿痕苔薄白。拟调理心脾，归脾汤最为合辙，故宗之。

党参15g、炒白术10g、当归12g、茯苓9g、茯神9g、炙远志6g、炒枣仁12g、广木香5g、夜交藤20g、合欢花10g、黄芪18g、炙甘草6g、红枣12g、生姜3片、龙眼肉9g　7剂

二诊（2015年5月7日）：药后症状明显减轻，惟脘宇偶有痞闷。再拟调理心脾，归脾汤化裁。

党参15g、炒白术10g、当归12g、茯苓9g、茯神9g、炙远志6g、炒枣仁12g、广木香5g、夜交藤20g、合欢花10g、黄芪18g、枳壳6g、炒谷芽9g、炒麦芽9g、炙甘草6g、生姜3片、红枣12g、龙眼肉9g　7剂

按：归脾汤出《济生方》，功能健脾养心、益气补血，主治心脾两虚，气血不足而致的不寐、心悸、健忘等症，用于本例，正合病机。值得一提的是，调治亚健康，包括神经衰弱等非器质性病变，只要辨证为心脾两虚，神不安藏之证，用归脾汤治之，可谓历验不爽。

例2：心肾两虚不寐案

徐某某，女，66岁，2014年11月27日初诊。

心肾两虚，心虚则神不安藏，心烦，寐劣，自觉全身动惕；肾虚则木失涵养，症见头晕目花，腰酸耳鸣，足底疼痛。脉象弦滑带数，舌边偏红，苔薄腻。治宜补养心肾，方用天王补心丹合杞菊地黄丸，佐以重镇之品。

当归10g、生地黄15g、天冬9g、麦冬9g、炒枣仁12g、柏子仁9g、党参15g、丹参15g、炙远志6g、茯苓10g、茯神10g、炒白术10g、淮山药15g、萸肉10g、枸杞子10g、甘菊9g、灵磁石（先煎）30g、左牡蛎（先煎）30g　7剂

二诊（2015年12月4日）：药后症状显减，舌质红苔薄，脉弦滑带数，重按无力。再拟滋补心肾。

生地黄18g、当归12g、生白芍10g、天冬9g、麦冬9g、柏子仁9g、党参15g、丹参15g、玄参9g、炙远志6g、茯神10g、炒白术9g、淮山药15g、萸肉10g、枸杞子10g、甘菊9g、灵磁石（先煎）30g、左牡蛎（先煎）30g、炒枣仁12g　7剂

按： 心肾两虚，水火失于既济，君火上炎，扰动神明则心烦不寐；肾阴不足，脑髓失养，内风升动，故头晕眼花；腰为肾之府，肾阴虚则腰失所养，故腰酸；足少阴肾经循行于足心，失于濡养故足心痛。方予天王补心丹滋阴养心安神；杞菊地黄汤滋养肝肾以熄内风，此二者为方中主要部分。同时配伍牡蛎、磁石重镇安神，平肝潜阳。全方共奏滋阴降火，养心安神之效，是以心肾不交，君火上炎得以转机，症情改善。

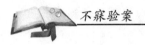
例 3：养心滋肾润燥治不寐案

寿某某，女，52 岁，2016 年 1 月 12 日初诊。

心营不足，神失安藏，故令夜寐甚劣，心悸心慌；肾阴下亏，是以腰部酸痛，下肢无力。兼之肠乏濡润，传导失职，遂令大便秘结，干燥如羊屎。平素口渴喜饮，胃纳尚可。脉象弦细，舌质偏暗苔薄。治宜养心安神、滋肾强腰、润肠通便，方用养心汤、六味地黄丸、增液汤、麻子仁丸合化。

北沙参 15g、炒枣仁 12g、当归 12g、柏子仁 10g、生地黄18g、麦冬 12g、玄参 9g、淮山药 18g、萸肉 10g、茯神 10g、炙远志 6g、火麻仁 10g、生白芍 12g、枳实 9g、制大黄 5g、杏仁 6g、杜仲 12g、川断 9g　14 剂

二诊（2016 年 1 月 28 日）：夜寐改善，心慌亦减，惟便秘尚存，胃纳增加，脉象弦细，苔薄白。原患腰椎间盘突出，自觉腰酸。病机如前，原法再进。

太子参 15g、炒枣仁 12g、当归 12g、柏子仁 9g、麦门冬 9g、炙远志 6g、合欢皮 12g、丹参 15g、茯神 10g、川芎 6g、绿萼梅6g、夜交藤 20g、龙眼肉 9g、杜仲 12g、川断 10g、红枣 15g、炒白术 10g、黄芪 18g、炙甘草 6g　7 剂

按：方中养心汤养心安神；六味地黄丸滋肾强腰；增液汤、麻子仁丸增液润燥，清热通便。数方合用，共奏养心安神、滋肾强腰、润肠通便之功。由于本病属于精神的病变，故尤应注意精神方面的调摄，喜怒有节，心情舒畅。居处环境噪音等尽量避免。

例 4：本虚标实不寐案

蔡某某，女，66 岁，2015 年 8 月 18 日初诊。

脾主思，心主神明，平素思虑过度，情绪抑郁，遂令心脾俱伤，营阴耗损，不寐、健忘所由作矣。兼之营阴内亏，肾水不足，水不涵木，是以内风升扰，症见腰酸、眩晕。又兼咳嗽痰多，是脾湿生痰，上贮于肺，肺失肃降使然。脉象弦硬，舌苔白腻。本虚标实，症情复杂。治宜补养心脾，滋阴息风，兼以祛湿化痰。

太子参15g、制苍术10g、炒白术10g、黄芪15g、当归10g、茯苓9g、茯神9g、炙远志6g、炒枣仁12g、夜交藤20g、怀牛膝10g、杜仲12g、珍珠母（先煎）30g、石决明（先煎）18g、生地黄15g、制半夏9g、陈皮6g、麦门冬10g　7剂

二诊（2015年8月25日）：药后眩晕、失眠、腰酸、咳嗽俱减，惟汗出较多，容易感冒，乃气虚外表不固使然。脉象弦硬，舌淡红苔薄腻。治宜益气固表为主，佐以宁心安神。

黄芪20g、炒白术12g、防风5g、浮小麦15g、红枣12g、左牡蛎（先煎）30g、化龙骨（先煎）15g、瘪桃干9g、炒枣仁12g、夜交藤20g、五味子6g、麦门冬12g、党参15g、制半夏9g、当归12g、柏子仁9g　7剂

按：二诊用玉屏风散颇有深意。盖玉屏风散出自《究原方》，《丹溪心法》亦有记载，方由黄芪、白术、防风组成，功能益气固表止汗，临床多用于气虚外表不固，以致自汗，容易感冒等证，本例用之，亦颇恰当。

例5：黑归脾汤治不寐案

应某某，女，31岁，2015年11月10日初诊。

精神疲乏，夜寐欠佳，面色不华，脉象濡细，舌质淡红。气血不足，心脾两虚，宜甘温补养，方用黑归脾汤加味。

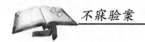
黄芪18g、当归12g、党参15g、熟地黄15g、炒枣仁12g、茯神9g、炙远志6g、广木香5g、龙眼肉9g、绞股蓝12g、天冬9g、麦冬9g、炙甘草6g、枸杞子12g、红枣12g　7剂

二诊（2015年11月19日）：夜寐已瘥，精神因劳累过度而感到疲乏，脉象濡细，舌质淡红。气血两虚，心脾不足。宜缓缓调补，继用原法。

黄芪30g、当归12g、党参15g、熟地黄18g、炒枣仁12g、茯神10g、绞股蓝12g、炙远志6g、广木香6g、龙眼肉9g、天冬9g、麦冬9g、枸杞子12g、炙甘草6g、红枣12g　7剂

按：《景岳全书》说："无邪而不寐者，必营血之不足也，营主血，血虚则无以养心，心虚则神不守舍。"黑归脾汤系归脾汤加大熟地，用治气血不足，心失所养，神明不宁而致的不寐、心悸、健忘等症，效果显著，在调治亚健康上有较大作用。此案可见一斑。

[说解]

不寐是临床上最常见的病症之一。究其病因，不外乎外感与内伤两大类，盛师结合上述病例，重点讲述了内伤不寐。

内伤不寐，常由情志不遂、劳累过度引起，其病位可涉及心、肝、脾、肺、肾五脏，但主要是心、脾、肝三脏。盖心藏神，劳神过度，势必损伤心血，以致神不安藏，不寐由是而作。脾在志为思，若思虑太过，易伤脾脏，以致脾不健运，气血生化不足，心失所养，神明不宁，出现不寐。肝为藏血之脏，体阴而用阳，若恚怒过度，耗损肝阴，以致阴不潜阳，木火偏亢，上扰心神，亦可引起不寐。但据临床所见，往往是心、脾、肝三脏同病，互为因果。盛师联系临床实际，认为时下由于生活节奏加

快，精神压力增加，亚健康人群的比例有上升趋势，故不寐的发生率较高。所谓"亚健康"，是指介于健康与疾病之间的中间状态，被人称为"第三状态"。这类人群，其常见的临床表现是失眠多梦，情绪紧张，心情郁闷，记忆减退，食欲不振，精神疲乏，但经各项理化检查却未发现实质性病变，西医常诊断为神经官能症。当然按中医分析多系七情内伤，脏腑特别是心、脾、肝三脏功能失调所致。基于此，盛师对本病的治疗，常着力于补心安神、健脾助运、养血柔肝，或三法兼而用之。兹就其常用的方药，概述如下：

1. 归脾汤：方出《济生方》，由人参、白术、茯苓、黄芪、龙眼肉、枣仁、木香、炙甘草组成。有加当归、远志两味者，则更为常用。本方功能益气补血，养心健脾，适用于心脾两虚，神失所养而致的不寐。上述例1、例4、例5，均是以归脾汤化裁而取效。这里值得指出的是，盛师认为本方偏于温补，临床对兼有阴虚有热者，可加生地黄、麦冬；对兼有肝郁化火者，可加山栀、丹皮；伴有心悸胆怯、惊惕不安者，可加重镇药物如龙骨、牡蛎、龙齿、珍珠母之类。

2. 养心汤：方出《证治准绳》，由黄芪、茯苓、当归、茯神、半夏曲、川芎、炒枣仁、远志、肉桂、柏子仁、人参、五味子、炙甘草组成，功能补益气血，养心安神，适用于气血不足，心神不宁所引起的不寐。其养心安神作用，较之归脾汤更强。其加减法亦同归脾汤。

3. 琥珀安神汤：系盛师的经验方，一般适用于不寐较剧，甚则彻夜不寐，伴惊悸心慌者。方由党参、琥珀、紫贝齿、当归、夜交藤、茯神、合欢花、黄芪、枣仁、丹参、麦冬、五味子、炙

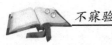
甘草组成。具有补气养血，重镇安神的作用。方中琥珀一味，其镇心安神的功效显著，《名医别录》谓本品"主安五脏，定魂魄"，信不我欺。

4. 十味温胆汤：方出《证治准绳》，由制半夏、陈皮、熟地黄、人参、远志、枣仁、五味子、茯苓、枳实、炙甘草、生姜、大枣组成。功能补气养血，化痰安神。盛师多用于气血亏虚，痰扰心神而致心悸胆怯，神疲不寐，或伴呕恶痰涎等症。

此外，治心火偏亢的朱砂安神丸、肝郁火旺的丹栀逍遥散、脏躁不寐的甘麦大枣汤等，盛师间亦用之。

对于器质性疾病，如冠心病、高血压、慢性气管炎、肿瘤等引起的不寐，盛师强调应治原发疾病为主，辅以宁心安神之品，不可主次不分，本末倒置。

对于亚健康所致的不寐，盛师认为单纯依靠药饵，不足以恢复，应该注重养生保健，常鼓励患者"怡情志，勿过劳，慎起居，节饮食，适寒温，勤锻炼"，乃是中医"治未病"的理念。

头 痛 验 案

[案例]

例 1：风热夹湿上扰头痛案

李某某，男，36 岁，2016 年 1 月 12 日初诊。

风热夹湿客于上焦清空之地，症见头痛重胀，耳窍闭塞，鼻流浓涕，咽喉如有物卡住，口干欲饮。脉象弦滑，舌苔薄白。治宜清解上焦风热，兼以风药祛湿，通利清窍。方用清震汤化裁。

制苍术 10g、升麻 6g、干荷叶 9g、蔓荆子 9g、薄荷（后下）6g、防风 6g、桑叶 9g、甘菊 9g、桔梗 6g、石菖蒲 10g、银花 12g、连翘 12g、荆芥 6g、生甘草 6g　7 剂

二诊（2016 年 1 月 19 日）：药后症情改善，病来有渐，须缓缓图治，治守原法化裁。

随访：先后就诊共 5 次，诸症悉瘥。

按：风热夹湿羁留上焦，上扰清窍，热为阳邪，其性属火，湿为阴邪，其性重浊，风热夹湿，上蒙清窍，故见头痛重胀，耳窍闭塞，鼻流脓涕；热盛耗津，故咽喉不适，口干欲饮。《素问·太阴阳明论》云："伤于风者，上先受之"，故头痛以风邪所致者，最为多见。治以清震汤为主，升麻气升，能解上焦风邪；苍术燥湿强脾，能辟湿浊之邪；荷叶色青气香，形仰象震，能助胃中清阳上行。前贤有云："巅顶之上，惟风药可到"，故余药以轻清风药为主，使药力直达病所。本案抓住风热夹湿的主要病

机，用药切中肯綮，遂获良效。

例2：内风外风相合头痛案

周某某，女，36岁，2015年11月5日初诊。

偏左头痛，目干而胀，口干咽燥，月经超前，胃纳尚可，胃脘微胀，偶有反酸。脉象弦缓，舌质偏红边有齿印苔薄腻。外风内风相合为患。风邪久羁上焦清空之地，久病入络，故令偏头痛；肝肾阴亏，内风升扰，导致头痛、目干。治宜川芎茶调散以祛外风，兼通脉络；杞菊地黄汤滋养肝肾以息内风。佐以理气运中之品。

川芎6g、防风6g、香白芷9g、炙僵蚕9g、蔓荆子9g、生地黄15g、萸肉9g、淮山药15g、枸杞子12g、甘菊9g、石决明（先煎）15g、旱莲草12g、制女贞子12g、明天麻9g、陈皮6g、枳壳6g、灵磁石（先煎）20g　7剂

二诊（2015年11月12日）：药后偏头痛已轻，惟胃脘微胀，耳鸣。脉象弦缓，舌质偏红边有齿印。再拟原法。

川芎6g、防风6g、香白芷9g、炙僵蚕9g、蔓荆子9g、生地黄15g、枸杞子12g、甘菊9g、淮山药15g、萸肉9g、石决明（先煎）15g、明天麻9g、灵磁石（先煎）30g、旱莲草12g、制女贞子12g、陈皮6g、炙鸡内金9g、炒枳壳9g　7剂

随访：先后就诊共4次，诸症悉瘥。

按： 头为诸阳之会、清阳之府，五脏精华之血，六腑清阳之气，皆上注于头，若气血充盈，阴阳升降如常，外无非时之感，焉有头痛之疾？若六淫之邪外袭，或肾阴不足，肝风升动，均可导致头痛发生。本例乃内风外风相合为患，风邪久羁上焦清空之地，久病入络，故令偏头痛。方以川芎茶调散祛外风，兼通脉

络；杞菊地黄汤滋养肝肾以息内风，同时佐以理气运中之品兼顾脾胃之症。药与证符，是以奏效。又李杲云："头痛须用川芎，如不愈，加各引经药。"《本草衍义》谓："芎劳，今人所用最多，头面风不可阙也。"值得参考。

[说解]

头痛一证，临床极为常见，其症为全头部或头的前、后、侧部疼痛。早在《内经》中就有本病的记载，《素问·奇病论》云："帝曰：人有病头痛以数岁不已，此安得之？名曰何病？岐伯曰：当有所犯大寒，内至骨髓，髓者以脑为主，脑逆故令头痛、齿亦痛，病名曰厥逆。"《素问·五脏生成篇》云："头痛巅疾，下虚上实，过在足少阴、巨阳，甚则入肾。"其对病因、病位和诊断方法等作了论述。历代医家在《内经》的基础上，对头痛的辨治加以发挥，如仲景《伤寒论》以三阳三阴区别本病的证治，为后世树立了规范。自汉以下，诸家论述纷纭，其中明代张介宾《景岳全书》尤为确切，该书"头痛"篇尝谓："凡诊头痛者，当先审久暂，次辨表里。盖暂痛者必因邪气，久病者必兼元气。以暂痛言之，则有表邪者，此风寒外袭于经也，治宜疏散，最忌清降；有里邪者，此三阳之火炽于内者，治宜清降，最忌升散；此治邪之法也。其有久病者，则或发或愈，或以表虚者，微感则发；或以阳胜者，微热则发；或以水亏于下；而虚火乘之则发；或以阳虚于上，而阴寒胜之则发。"又曰："暂痛者，当重邪气；久病者，当重元气。此固其大纲也，然亦有暂痛而虚者，久痛而实者，又当因脉因证而详辨之，不可执也。"其对头痛辨治的论述，堪称立论精要，语语中的，对临床很有指导作用和参考价值，值得细玩。

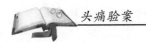
　　盛师归纳了有关文献，认为本病的辨证施治，主要应抓住几个要点，一是须分外感与内伤两类；二是区别虚实两端是辨证纲要；三是分清病变部位是关键所在。现将其常用方剂叙述于下：

　　1. 川芎茶调散：出《太平惠民和剂局方》，由川芎、荆芥、防风、白芷、羌活、香附（近代一般用细辛）、甘草、薄荷组成。功能疏散风邪。适用于外感风邪、上行头目而致的偏正头痛。本方中的主药川芎，《医学启源》说："《主治秘要》云，芎劳其用有四，少阳引经一也；诸头痛二也；助清阳三也；湿气在头四也。"提示本品能治"诸头痛"。李东垣也强调"头痛须用川芎。"盛师鉴此，认为川芎擅治头痛，临床恒多取用。

　　2. 清震汤：出《素问病机气宜保命集》，由升麻、苍术、干荷叶组成。功能祛湿升清。适用于湿邪蒙闭清空之地，阻碍清气上升，出现头痛、头重、头胀等症。盛师认为本方药虽平淡无奇，但对上述病因病机而致的头痛，疗效显著，可谓药简效宏。案见例1。

　　3. 镇肝息风汤：出《医学衷中参西录》，方见"眩晕"篇。盛师经验本方主要适用于风阳升扰所致的头痛，对现代医学高血压病头痛尤多采用。临床应用时常加夏枯草、蔓荆子、钩藤、白蒺藜等味，以增强凉肝息风之效。

　　4. 半夏天麻白术汤：出《医学心悟》，见"眩晕"篇。本方虽主治风痰眩晕，但盛师认为其对风痰上干而引起的头痛，亦有良效，应用时可配入川芎、菊花、石决明等品。

　　此外，对于虚劳引起的头痛，盛师主张运用阴阳气血以及脏腑辨证的方法，区分病变部位，施以相应的方剂，如阳虚头痛可用右归丸，阴虚头痛用左归丸，气虚头痛用补中益气汤，血虚头痛用四物汤，心脾两虚头痛用归脾汤，肝肾不足头痛用杞菊地黄丸等等。如《兰室秘藏》"血虚头痛，当归、川芎为主；气虚头痛，人参、黄芪为主；气血俱虚头痛，调中益气汤加川芎、蔓荆子、细辛，其效如神。"总之，圆机活法，存乎人也。

最后盛师还强调三点，一是根据前人"巅顶之上，惟风药可到"的观点，临床用药，常可随证配伍蔓荆子、白蒺藜、菊花、桑叶、升麻、防风之属；二是须加用引经药，即区别三阳三阴不同经络病变，取用相应的引经药，诚如李杲所说："太阳羌活，阳明白芷，少阳柴胡，太阴苍术，厥阴吴茱萸，少阴细辛。"后世多宗之；三是久病头痛，邪入于络，瘀血留滞，当加活血通络药物，尤其是虫类搜剔之品，如僵蚕、蝉衣、蜈蚣、全蝎、地鳖虫等，有时会取得意想不到的效果。

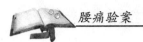
腰 痛 验 案

[案例]

例1：肾阴不足腰痛案

刘某某，女，53岁，2014年11月27日初诊。

面瘫八个月，经治后病情好转，惟平素体弱，面色萎黄，腰背酸痛，足底疼痛，尤以足跟部疼痛为最，伴目糊，偏左侧头痛，口干等不适。病来已久，反复发作。舌红少苔，脉细弱。此为肾阴不足，腰失所养，水不涵木，虚风上扰所致。治宜滋补肾阴，平息内风，兼以活血通络。方用杞菊地黄汤合虫类活络之品。

生地黄18g、淮山药18g、萸肉10g、泽泻6g、茯苓10g、枸杞子12g、甘菊花9g、牡丹皮6g、炙僵蚕9g、胆南星6g、川芎6g、蝉衣9g、蜈蚣1条、炙甘草6g　7剂

二诊（2014年12月4日）：经治后腰背酸痛减轻，偏头痛仍然，伴口干。脉来细弱，舌质红少苔。偶有嗳气，乃胃失和降所致。再拟原法。

生地黄18g、淮山药18g、萸肉10g、枸杞子12g、甘菊花9g、明天麻9g、制女贞子12g、旱莲草12g、炙僵蚕9g、胆南星6g、蜈蚣1条、旋覆花（包煎）10g、代赭石12g、蝉衣6g　7剂

三诊（2014年12月11日）：迭进补养肝肾，平肝息风之剂，目糊，头痛，足底疼痛，腰背酸痛均已明显改善，自觉无明显不

适，但脉仍细弱，舌质偏红。肾阴尚未恢复，内风已渐平息，再拟原法以巩固疗效。

生地黄18g、淮山药18g、萸肉10g、枸杞子10g、甘菊花9g、明天麻6g、菟丝子10g、制女贞子12g、旱莲草12g、败龟板（先煎）12g、覆盆子10g、北沙参12g、蝉衣4g、炙僵蚕6g、蜈蚣1条、胆南星6g　7剂

按：腰为肾之府，肾主骨髓，充养腰部，因肾阴不足，腰脊失养，故腰背酸痛；足少阴肾经循行足心，肾经失养而致足底疼痛，尤以足跟为甚；肾阴亏虚，水不涵木，虚风内动，致偏左侧头痛，目糊；阴虚则津液不足，而见口干。舌红少苔，脉细弱均为肾阴亏虚之象。本方予杞菊地黄汤以滋补肝肾，平息内风；取二至丸以增滋补肝肾之功，为方中主要部分。辅以蜈蚣、僵蚕、蝉衣、川芎等活血通络。全方共奏滋补肾阴，平息内风，兼以活血通络之功，是以肾阴亏虚，虚风上扰得以转机，其病乃瘥。

例2：独活寄生汤加活血通络治腰痛案

张某某，男，56岁，2016年6月12日初诊。

患者从事搬运重活，久而久之，以致肾气亏虚，风湿之邪乘虚侵入肾之外府，遂令腰痛特甚，且伴两下肢麻木，步履艰辛，只得卧床休息，既往有同样发作史。就诊时呈痛苦面容，脉象弦细，舌苔薄白。治宜补肾强腰，祛除风湿，兼以活血通络。方用独活寄生汤加减。

独活9g、桑寄生15g、秦艽10g、杜仲12g、细辛4g、当归12g、川芎6g、生地黄18g、炒白芍15g、川牛膝9g、干地龙9g、防风6g、豨莶草15g、制乳香6g、制没药6g、炙甘草6g　7剂

二诊（2016年6月19日）：药后腰痛稍减，下肢麻木如故，

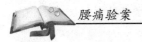
脉舌如前。治守原法出入。

桑寄生 15g、独活 9g、秦艽 10g、川芎 6g、当归尾 12g、生地黄 18g、酒炒赤白芍各 12g、制没药 6g、制乳香 6g、杜仲 12g、川断 10g、川牛膝 10g、防风 6g、细辛 4g、豨莶草 15g、炙干地龙 9g、炙甘草 6g、地鳖虫 6g　7剂

三诊（2016 年 7 月 10 日）：左下肢麻木已瘥，原法再进。

独活 9g、杜仲 12g、当归 12g、防风 6g、制乳香 6g、桑寄生 15g、细辛 3g、秦艽 10g、生地黄 18g、怀牛膝 12g、制没药 6g、秦艽 9g、川芎 6g、酒炒赤白芍各 12g、党参 15g、茯苓 9g、炙干地龙 9g、豨莶草 15g、炙甘草 6g　7剂

四诊（2016 年 7 月 17 日）：病情续减，惟左腰骶部偶有轻度酸疼，脉舌如前，治守原法。

独活 9g、杜仲 12g、当归 12g、桑寄生 15g、秦艽 10g、细辛 4g、生地黄 18g、赤白芍各 12g、茯苓 9g、防风 6g、怀牛膝 12g、党参 15g、川芎 6g、金狗脊 15g、制没药 6g、豨莶草 15g、炙干地龙 9g、炙甘草 6g　7剂

按：本例腰痛乃虚实兼挟之证，肾虚是病之本，风湿侵入是病之标，故用独活寄生汤加减补肾强腰，祛除风湿，为标本兼治之法。久病入络，瘀血阻滞，故加地龙、制乳没等活血通络止痛。药证熨帖，是以奏绩。

例 3：腰痛牵引下肢麻疼治案

范某某，女，52 岁，2016 年 3 月 13 日初诊。

面色黧黑，右腰疼痛较剧，牵引右腿麻木疼痛，脉象濡细，舌质带紫苔薄白。辨证为肾虚风湿久羁，瘀血阻滞，不通则痛。治宜补肾活络，祛除风湿。方用独活寄生汤化裁。

独活 6g、桑寄生 15g、秦艽 9g、杜仲 12g、细辛 3g、当归 12g、川芎 6g、生地黄 18g、酒炒赤白芍各 12g、茯苓 10g、防风 6g、怀牛膝 9g、党参 15g、炙干地龙 9g、炙甘草 6g、川断 9g　7 剂

二诊（2016 年 3 月 27 日）：药后症状显减，脉舌同前。原法再进，以巩固疗效。

独活 6g、桑寄生 15g、秦艽 9g、杜仲 12g、细辛 3g、当归 12g、川芎 6g、熟地黄 18g、酒炒赤白芍 12g、茯苓 10g、防风 6g、怀牛膝 9g、党参 15g、川断 10g、炙干地龙 9g、肉桂（后下）3g　7 剂

按：本例症状和病因病机与例 2 雷同，故亦用独活寄生汤而获显效。可见《备急千金要方》独活寄生汤颇适宜于此类病证，因其功能补肝肾，养气血，祛风湿，止痹痛故耳。

例 4：虚损腰痛案

陈某某，女，59 岁，2016 年 8 月 29 日初诊。

今年 4 月份因肾脏占位性病变（良性）行手术治疗，术后自觉精神疲乏，上肢麻木，腰部酸痛，足膝无力，面色萎黄，体重下降，胃纳不振。脉象濡细，舌淡红苔薄。四诊合参，显属脾肾两虚，气血不足。治宜补益脾肾，滋养气血。方用十全大补汤合大补元煎化裁。

党参 15g、黄芪 20g、当归 12g、炒白术 10g、茯苓 9g、熟地黄 15g、炒白芍 12g、淮山药 18g、肉桂（后下）3g、杜仲 12g、萸肉 12g、枸杞子 12g、豨莶草 12g、炙甘草 6g、川芎 6g、陈皮 6g、焦山楂 12g、红枣 15g　7 剂

二诊（2016 年 9 月 5 日）：药后腰酸痛显减，精神大有好

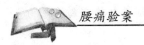

转，脉仍濡细，舌淡红。再拟补肾强腰，滋养气血。

黄芪 30g、党参 15g、炒白术 10g、茯苓 9g、熟地黄 18g、当归 12g、炒白芍 12g、川芎 5g、肉桂（后下）4g、淮山药 18g、萸肉 12g、杜仲 12g、枸杞子 12g、怀牛膝 12g、陈皮 6g、焦山楂 12g、补骨脂 10g、炙甘草 6g　7 剂

按：大补元煎出《景岳全书》，由人参、淮山药、熟地黄、杜仲、当归、山茱萸、枸杞子、炙甘草组成，功能填精益肾，补养气血。本例因手术后气血亏虚，故用十全大补汤合大补元煎大补气血，得以奏绩。

[说解]

腹痛是临床上常见的一种症候，现代医学内、外、骨、妇各科疾病均可出现腰痛，尤其以肾脏疾患、风湿或类风湿病症、腰部外伤，以及腰椎退行疾病变最为多见。

盛师对本病的病因病机，认为关乎内因、外因和不内外因三大方面，最服膺以下两家观点：一是陈无择《三因极一病证方论》："夫腰痛虽属肾虚，亦涉三因所致。在外则脏腑经络受邪，在内则忧思恐怒，以至房劳坠堕，皆能致之"；二是朱丹溪《丹溪心法》："肾气一虚，凡中寒受湿、伤冷蓄热、血涩气滞、水积堕伤，与失志作劳，种种腰痛叠见而层出矣。"联系临床实际，盛师所举上述两家观点，确实言简意赅，信不我欺。

对于本病的治疗，盛师最习用的有下列几个方剂：

1. 独活寄生汤：出《备急千金要方》。其组成、功效和适应证详"痹症"篇。盛师治疗腰痛，善用本方，认为运用本方须掌握以下几个原则，一是临床表现以腰痛为主症；二是病理症结是肝肾亏虚，兼夹风湿，即本虚标实之证；三是疼痛部位偏于身半

以下，除腰痛外，还可涉及膝关节、踝关节、足跟等部位疼痛，以及下肢麻痛等。以上例2、例3，均是以本方加减而取效。

2. 杜仲续断汤：这是盛师治疗肾虚腰痛的经验方。方由熟地黄、萸肉、淮山药、牡丹皮、泽泻、茯苓、杜仲、续断、怀牛膝、金狗脊、胡桃肉、补骨脂组成。本方是由六味地黄丸、青娥丸合化而成。功能补肾强腰，壮骨益筋，适用于肾虚腰脊酸痛，足膝无力等症。若肾阳偏虚者选加肉桂、鹿角霜、仙灵脾；久痛入络，瘀血阻滞者选加干地龙、桃仁、红花、当归、川芎。

3. 补阳还五汤合活络效灵丹：补阳还五汤（黄芪、当归尾、川芎、赤芍药、地龙、红花、桃仁）出《医林改错》，是补气活血的传世名方；活络效灵丹（丹参、当归、乳香、没药）出《医学衷中参西录》，临床证实对腰痛延及下肢外侧麻痛（坐骨神经痛）有良效。两方合用，益气活血，通络止痛的作用尤佳，颇适合于久病入络，瘀血阻滞而致的腰腿痛和急性腰肌劳损。

盛师还强调，有些感染性疾病，如泌尿系感染、妇科盆腔炎等，往往伴见腰痛，临证要辨证与辨病结合，采取相应的治疗方法，如清利湿热、清热解毒等方药，不能见痛止痛或妄用补肾之品，以免留邪为害。

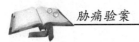
胁 痛 验 案

[案例]

例1：肝胆郁结腹胁胀痛案

裘某某，女，67 岁，2015 年 12 月 24 日初诊。

右腹部牵及胁肋和同侧背部胀痛，原有慢性胆囊炎病史，脉象偶有歇止，舌苔白腻。证属肝胆郁滞，湿食互阻。治宜疏肝利胆，化湿消食。方用柴胡疏肝散、小柴胡汤、藿朴夏苓汤合化。

柴胡 9g、制半夏 9g、淡黄芩 10g、广郁金 10g、枳壳 9g、制香附 9g、蒲公英 20g、藿香 10g、川朴花 9g、茯苓 10g、制延胡索 10g、焦山楂 15g、炙鸡内金 10g、六神曲 10g、炙甘草 5g　7 剂

二诊（2015 年 12 月 31 日）：药后右腹及胁肋胀痛减轻，舌苔化薄，脉象歇止。肝胆郁滞，再拟疏肝利胆，原方加减。

柴胡 9g、制半夏 9g、淡黄芩 10g、广郁金 10g、枳壳 9g、制香附 9g、蒲公英 20g、金钱草 20g、制延胡索 10g、炒白芍 15g、焦山楂 12g、炒谷麦芽各 10g、炙甘草 5g　7 剂

按：肝在胁下，胆附于肝，其经脉分布于两胁，因此肝胆有病，往往反映到胁肋部位。因肝主疏泄，肝失调达，疏泄不利，使气机郁滞，不通则痛，故引起腹胁胀痛，甚则牵引同侧背部胀痛；肝气横逆，常易侵犯脾胃，以致运化失职，湿食互阻，故用柴胡疏肝散、小柴胡汤、藿朴夏苓汤化裁，意在疏肝利胆祛湿；蒲公英、金钱草清热利胆之功较著；佐加延胡索以增强理气解郁

止痛之功；又入山楂、鸡内金、神曲以消食导滞。共奏疏肝利胆，化湿消食之功。随证投剂，遂获效验。

例2：气机不畅胆胀案

沈某某，男，46岁，2015年3月3日初诊。

右上腹及胁部胀闷，B超提示胆囊多发性息肉，脉象弦缓，舌淡红苔薄。纳佳，二便自调。肝胆郁结，气机不畅。治宜疏肝利胆为主，佐以理气。

柴胡9g、炒白芍20g、枳壳9g、制香附9g、陈皮6g、川芎6g、金钱草30g、广郁金10g、生山楂15g、炙甘草6g　7剂

二诊（2015年3月10日）：药后右上腹及胁部胀闷基本控制，惟感夜寐不酣。脉象弦缓，舌淡红苔薄。前方既效，无事更张。

柴胡9g、赤芍10g、炒白芍10g、枳壳9g、青皮6g、陈皮6g、制香附9g、广郁金10g、金钱草30g、生山楂15g、川芎6g、茯苓10g、茯神10g、炒枣仁12g、炙甘草6g　7剂

按：本例病机乃肝胆郁结，气机不畅，故治以柴胡疏肝散化裁，方中柴胡疏肝，配香附、枳壳、陈皮以理气；川芎活血；芍药、甘草缓急止痛；佐加金钱草、广郁金、生山楂利胆消滞。诸药合用，共奏疏肝利胆，理气消胀之功效。

[说解]

胁痛是指一侧或两侧胁肋部位疼痛，常与右上腹部胀痛并见，多与肝胆疾病有关。盛师对本病诊治，一般采取辨证与辨病相结合的方法，认为其病位多在肝、胆，从经络学说来分析，大都系足少阳和足厥阴经的病变，诚如明代医家张景岳所说："胁痛之病，本属肝胆二经，以二经之脉，皆循胁肋故也。"据临床

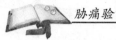
所见，胁痛的病因病机和证候类型比较复杂，但以六淫之邪侵犯少阳胆经，或情志不遂致肝气郁结最为常见，多见于急慢性胆囊炎、胆石症、胆囊息肉、急慢性肝炎、肝硬化、肋间神经痛等病症。在治疗上，盛师最常用的方剂如下：

1. 柴胡系列方：包括小柴胡汤、柴胡加芒硝汤、大柴胡汤等。

（1）小柴胡汤：出《伤寒论》，由柴胡、黄芩、人参、半夏、甘草、生姜、大枣组成，功能和解少阳。主治伤寒少阳证，症见往来寒热，胸胁苦满，默默不欲饮食，心烦喜呕，脉弦等。盛师常用本方治疗胆囊炎而见发热，胁痛，恶心呕吐等症，并于方中加入蒲公英、虎杖、焦山栀、郁金、延胡索、金铃子等药，以增强清热解毒，利胆止痛之功。

（2）柴胡加芒硝汤：出《伤寒论》，由小柴胡汤加芒硝而成，乃表里双解之剂，主治少阳阳明合病。盛师每以此方治疗胆石症急性发作而见发热，胁痛，呕恶，大便秘结等症。盖因小柴胡汤能清泄少阳之邪，芒硝泻热通便，促进胆石的排出，故屡获良效。但腑实证较之大柴胡汤证为轻。

（3）大柴胡汤：出《伤寒论》，由柴胡、枳实、黄芩、半夏、白芍药、大黄、生姜、大枣组成。功能和解少阳，泻下热结。主治少阳明明同病，症见往来寒热，腹胀胁痛，大便秘结，脉弦有力等症状。盛师常用本方治疗胆囊炎、胆石症急性发作而见上述诸症者。应用时常加蒲公英、芒硝、滑石、鸡内金、金钱草、广郁金、延胡索、川楝子之类，以增强清解热毒，利胆排石的作用。

（4）柴胡疏肝散：出《景岳全书》，由柴胡、白芍药、制香附、枳壳、陈皮、川芎、甘草组成，实从仲景四逆散衍化而来。功能疏肝利胆、活血止痛。盛师每取本方治疗慢性肝炎、慢性胆囊炎和胁间神经痛，以及情志郁结而引起的胁肋胀痛，效果满意。应用时可加郁金、当归、丹参、八月札、绿梅花等品，也可与金铃子散（金铃子、延胡索）合用，以增强理气解郁，活血止痛之效。

（5）旋覆花汤：出《金匮要略》，由旋覆花、新绛（一般用茜草代替）、葱组成，功能疏肝散结，活血通络。主治"肝着"。何谓"肝着"？《金匮要略·五脏风寒积聚病脉证并治》篇谓："肝着，其人常欲蹈其胸上，先未苦时，但欲饮热，旋覆花汤主之。"《圣济总录》阐发说："风寒客于肝经，膈脘痞塞，胁下拘痛，常欲蹈其胸上，名肝着。"据此，盛师认为本病是气血郁滞，着而不行的一种病症，其病位在肝经。因此他对上述病机而致的胁痛，常以此方合柴胡疏肝散或金铃子散治之而获效验。如二十世纪七十年代有一位病毒性肝炎住院病人，黄疸久久不退，伴胁痛较甚，盛师以本方配合赤芍药、虎杖、丹参、郁金等味，收到良效。惜乎现代临床鲜用本方，值得重视。

盛师强调指出，胁痛是多种疾病特别是肝胆系统疾病的主要症状之一，现代多采用辨证与辨病相结合的方法予以施治，效果较为满意。但对肝胆肿瘤引起的胁痛，疗效不理想，需深入探索和研究。

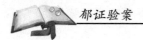
郁 证 验 案

[案例]

例1：肝郁化火致焦虑案

虞某，女，51岁，2015年7月30日初诊。

心主神明，肝主疏泄，症见心情紧张、焦虑，夜寐甚劣，手心灼热，口干咽燥，脉弦，舌边有齿印，舌尖红。凭症参脉，显系心营不足，神失安藏；肝郁化火，疏泄失司。朱丹溪尝云："气血冲和，万病不生，一有怫郁，诸病生焉。"此等证是也。治宜养心安神，疏肝解郁为主，佐以清泄君相之火。方用酸枣仁汤、丹栀逍遥散合化。

酸枣仁12g、茯苓神各9g、知母10g、黄连6g、当归10g、柴胡6g、茯苓10g、制香附9g、牡丹皮9g、生白芍12g、川芎6g、焦山栀9g、合欢皮15g、夜交藤20g、柏子仁9g、炙甘草6g、广郁金9g　7剂

二诊（2015年8月6日）：寐劣，焦虑，手心灼热，口干咽燥，脉弦细，舌边有齿印，舌尖红。西医诊断精神分裂症。证属肝郁化火，心神紊乱。治守原法。

柴胡6g、生白芍12g、当归10g、茯神10g、牡丹皮9g、焦山栀9g、酸枣仁12g、知母9g、川芎6g、夜交藤30g、柏子仁10g、麦冬9g、合欢皮15g、珍珠母（先煎）30g、琥珀5g、紫贝齿（先煎）18g、炙甘草6g　7剂

86

三诊（2015 年 8 月 13 日）：药后症情好转。再拟舒肝解郁，养心安神。

酸枣仁 12g、茯苓神各 10g、知母 9g、川芎 6g、合欢皮 15g、夜交藤 30g、柏子仁 9g、琥珀 5g、当归 10g、生地黄 15g、生白芍 12g、麦冬 10g、炙远志 6g、丹参 15g、珍珠母（先煎）30g、紫贝齿（先煎）20g、炙甘草 6g、广郁金 10g　7 剂

按：方用酸枣仁汤养血安神，清热除烦；丹栀逍遥散解郁清火。方证熨帖，是以获效。但此等病证，多与情志不遂有关，徒守药饵，未足恃也，当以怡情悦志为上策，"心病需要心药疗"，此之谓也。

例 2：气血不足肝郁化火致神疲急躁案

赵某某，女，29 岁，2015 年 7 月 14 日初诊。

气血不足，肝郁化火，症见神疲乏力，易感冒，肢麻，急躁易怒，口干口苦，时寒时热（体温正常），寐劣，月经量少，脉象濡细，舌质偏红尖赤。治宜补养气血，解郁清火。方用八珍汤合丹栀逍遥散化裁。

生地黄 15g、当归 12g、生白芍 15g、川芎 6g、党参 12g、白术 10g、茯苓 9g、柴胡 6g、牡丹皮 9g、焦山栀 9g、合欢皮 12g、炒枣仁 12g、夜交藤 18g、炙甘草 6g　7 剂

二诊（2015 年 7 月 23 日）：药后夜寐转安，时寒时热，心情急躁亦有改善，脉象濡细，舌苔薄白。再拟补养气血，解郁清火。

当归 12g、党参 15g、炒白芍 12g、川芎 6g、柴胡 6g、茯苓 9g、白术 10g、牡丹皮 9g、焦山栀 9g、合欢皮 12g、炒枣仁 12g、夜交藤 18g、炙甘草 6g、薄荷（后下）5g、生地黄 15g　7 剂

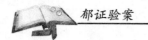
随访：先后就诊共 9 次，病情改善。

按：方用八珍汤补养气血，合丹栀逍遥散解郁清火，以"补其不足，泻其有余，调其虚实"，使气血调和，阴阳平衡，脏腑功能得以恢复正常，其病可安。

例 3：养心汤合丹栀逍遥散治郁证案

王某某，女，35 岁，2015 年 6 月 23 日初诊。

心情抑郁易怒，寐劣多梦，精神疲乏，经行恒多愆期，经水色黑有血块，纳可，便干，兼之皮肤瘙痒。脉来细数，舌质胖色暗。证属心营不足，神失安藏；肝气郁结，久郁化火；兼之瘀血留滞，血虚生风。治宜养心安神，解郁清火，佐以活血化瘀，祛风止痒。方用养心汤合丹栀逍遥散化裁。

党参 15g、生白术 10g、当归 12g、茯神 9g、川芎 6g、柏子仁 9g、炒枣仁 10g、柴胡 9g、生白芍 10g、牡丹皮 9g、焦山栀 9g、合欢皮 12g、广郁金 9g、桃仁 9g、地肤子 9g、白鲜皮 12g、炙甘草 6g　　7 剂

二诊（2015 年 6 月 30 日）：药后睡眠改善，舌胖色暗，脉弦细。再拟原法。

党参 15g、生白术 10g、当归 12g、茯神 9g、川芎 6g、柏子仁 9g、炒枣仁 10g、柴胡 9g、生白芍 10g、牡丹皮 9g、焦山栀 9g、合欢皮 12g、广郁金 9g、桃仁 9g、地肤子 9g、白鲜皮 12g、炙甘草 6g　　7 剂

按：方予丹栀逍遥散，以解郁清火；取养心汤以养心安神，为方中的主要部分；佐以郁金、合欢皮以增解郁安神之功；地肤子、白鲜皮善治皮肤瘙痒。药中病因病机，是以奏效显著。

[说解]

郁证泛指郁滞不得发越所致的病证。历代医家对郁证的病因、分类和治法等颇多阐发。早在《内经》这部经典著作中，就记述了郁滞不得发越所致的诸多病证，如《素问·六元正纪大论》载有木郁、火郁、土郁、金郁、水郁等五气之郁，并提出"木郁达之，火郁发之，土郁夺之，金郁泄之，水郁折之"的相应治法。《素问·至真要大论》更提出"疏其血气，令其调达，而致和平"的名论，即是指对疾病（包括郁证）的治疗，应着眼于疏通气血，使脏腑无郁滞之弊，则人体可恢复平和与健康。诚如清代医家姚止庵在《素问经注节解》中所释："疏其壅塞，令上下无碍，血气通调则寒热自和，阴阳调达矣。"这里最值一提的是，元代医家朱丹溪对郁证的阐述尤为突出，他将"气血痰郁四伤学说"作为杂病辨证论治的纲领，深受后世推崇。盛师近十年来，致力于丹溪学说的研究，并发表了"怫郁致病论"一文，兹将该文的主要内容摘录如下：

朱丹溪秉承了《内经》的旨意，对郁证作了很大发挥，并以其丰富的临床经验，创制了一套独特的治郁名方如六郁汤、越鞠丸等流传于世。以越鞠丸为例，朱氏谓其能"解诸郁"，方由苍术、香附、抚芎、神曲、栀子各等分组成。对其方义，《中医名方精释》阐发说："方中以香附为君药，行气解郁，使气行则血行，气血通畅则痰、火、食之郁亦随之而消；川芎行气活血以治血郁；苍术燥湿运脾以治湿郁；神曲和胃消食以治食郁；栀子清热泻火以治火郁，并监制诸药温燥之性，共为臣佐药。气血和顺，湿食得化，郁火得清，虽未用祛痰药，痰郁亦随之而消，此乃治本之意。"由是观之，宣郁通滞，畅达气机是本方的主要功能，这正是针对"怫郁也，结滞壅塞，而气不通畅"（刘河间语）的病机而设。尤其耐人寻味的是，方名"越鞠丸"，寓意深刻，吴鹤皋释之曰："越鞠者，发越鞠郁之谓也。""鞠"即郁也，因本方能发越郁结之气，故名"越鞠"。夫人身气机贵于流通，惟流通则气机升降有序，出入有常，这是维持生命活动的根本保证。若气机郁滞，则脏腑经络之气血运行受阻，升降出入有失常度，诸病由是作矣。诚如戴元礼注释所说："郁者，结聚而不得发越也。当升者不得升，当降者不得降，当变化者不得变化也，此为传化失常，六郁之病见矣。"此等证的治疗，自然宜疏通郁滞，调达气血，俾气机升降出入恢复常度，则症可消、疾可瘳。这无疑是朱氏创制越鞠丸的奥义所在。明代医家孙一奎受其启示，在《赤水玄珠·郁证门》中补充了五脏本气自郁证治，尝谓："心郁者，神气昏昧，心胸微闷，主事健忘，治宜肉桂、黄连、石菖蒲；肝郁者，两胁微膨，嗳气连连有声，治宜青皮、川芎、吴茱萸；脾郁者，中脘微满，生涎，少食，四肢无力，治宜陈皮、半夏、苍术；肺郁者，皮毛燥而不润，欲嗽而无痰，治宜桔梗、麻黄、豆豉；肾郁者，小腹微硬，精髓乏少，或浊或淋，不能久立，治宜肉桂、茯苓、小茴香。又有胆郁者，口苦，身微潮热往来，惕惕然如人将捕之，治宜柴胡、竹茹、干姜。"孙氏还对丹溪"六郁"之证的临床表现，在戴元礼注释的基础上作了阐发，指出"气郁者，其状胸满胁痛，脉沉而涩；血郁者，其状四肢无力，能食，便血，脉沉涩而芤；痰郁者，其状动则喘，寸口脉沉而滑；食郁者，其状嗳酸，胸满腹胀，不能食，或呕酸水，恶闻食气；火郁者，其状瞀闷，小便赤涩，脉沉而数，骨髓中热，肌痹热，扪之烙手；湿郁者，其状周身肿痛，或关节痛，阴雨则发，体重，头重痛，脉沉而细。"清代医家张石顽在《张氏医通·郁》中阐发说："郁证多缘于志虑不伸，而气先受病，故越鞠、四七始立也。郁之既久，火邪耗血，岂苍术、香附辈能久服乎？是逍遥、归脾继而设也。然郁证多患于妇人，《内经》所谓二阳之病发心脾，及思想无穷，所愿不得，皆能致病。为证不一，或发热头痛者有之，喘嗽气乏者有之，经闭不调者有之，狂颠失志者有之，火炎失血者有之，骨蒸劳瘵者有之，蛊疸生虫者有之。治法总不离乎逍遥、归脾、左金、降气、乌沉、七气等方，但当参究新久虚实选用，加减出入可也。"当然治疗郁证的方剂远不止于此。

丹溪"怫郁致病"理论对临床很有指导意义。就拿现代临床来说，它广泛应用于胃肠神经官能症、慢性胃炎、溃疡病和慢性肝炎等疾病的辨证和治疗，如越鞠丸对上列病症属"郁证"者，现代报道获效良多。在妇科临床上，这一理论更有着实用价值。如经前期紧张症、痛经、闭经、乳腺小叶增生、围绝经期综合征和不孕症等病症，"怫郁"常是其重要的致病因素，诸如越鞠丸、逍遥散、疏肝解郁汤、开郁种玉汤等方广为采用，临床治验甚夥。再者，被人称为"富贵病"的一些疾病，如高脂血症、动脉硬化、糖尿病、肥胖症等，究其病因病机，往往与情志怫郁，或恣食肥甘厚味，导致气、血、痰、湿、热、食等郁滞有密切关系，因此对这些病症的治疗，宣郁通滞无疑是不二法门。

这里尤值得强调指出的是，"怫郁致病"理论在"治未病"和养生保健上的重要作用。以"亚健康"为例，因现代社会生活节奏加快，竞争愈趋激烈，人们的工作和精神压力增大，以及由于生活水平提高，饮食结构改变，造成体内营养物质过剩，代谢

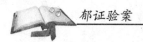
产物堆积等原因而导致者不在少数。对于这类人群，如何增强其体质，调整其体内潜在的不平衡状态，以免疾病的发生，或将疾病消灭于萌芽状态，这是"治未病"的重点内容之一。"亚健康"的主要表现是情绪紧张、心情不宁、头晕目眩、失眠多梦、记忆减退、食欲不振、精神疲乏等等，但经各项理化检查却未发现实质性病变。按中医理论分析，气机郁滞，脏腑功能失调是较为常见的病机，因此很适合用宣郁通滞的方法调治，以消除导致气机郁滞的诸因子，促使机体恢复气血通畅而臻于康健。

基于上述，盛师临证治疗郁证，大多采用越鞠丸、逍遥散、丹栀逍遥散等方剂，这在上列案例中有所体现。此外，对心情不舒，气机郁滞而致的抑郁、焦虑等症，用越鞠丸随证加入丹参、当归、酸枣仁、合欢皮、郁金、远志等品，疗效较好；以越鞠丸加泽泻、决明子、荷叶、山楂等治疗高脂血症、肥胖症，也有一定效果。当然，因情志不遂引起的郁证，除药物治疗外，更须进行心理调节，要怡情悦志，保持乐观愉快的心态，"心病需要心药疗"，此之谓也。

耳 鸣 验 案

[案例]

例1：肾阴亏虚耳鸣案

鲁某某，女，53岁，2015年7月21日初诊。

肾开窍于耳，肾阴不足，精气不能上承故耳鸣；阴虚不能潜阳遂令足心灼热；心肾失交泰之职是以寐劣；肾主髓，脑为髓之海，肾虚髓海不足以致健忘。究其病根，当责之肾阴亏虚。治宜滋阴潜阳，养心健脑为主。方用耳聋左慈丸合大补阴丸化裁。

生地黄18g、萸肉10g、淮山药15g、牡丹皮9g、茯苓9g、泽泻6g、灵磁石（先煎）30g、柴胡5g、败龟板（先煎）15g、知母9g、黄柏9g、石菖蒲9g、夜交藤18g、炒枣仁12g　7剂

二诊（2015年7月28日）：药后睡眠好转，足心仍灼热，耳鸣不聪，脉象濡缓，舌质偏红苔薄。再拟滋阴潜阳，养心健脑为主。

生地黄18g、萸肉10g、淮山药15g、牡丹皮9g、茯苓9g、泽泻6g、灵磁石（先煎）30g、柴胡5g、败龟板（先煎）15g、知母9g、黄柏9g、石菖蒲10g、炒枣仁12g、夜交藤18g、怀牛膝9g、杜仲12g　7剂

三诊（2015年8月4日）：病情明显改善，再拟原法。

生地黄18g、萸肉12g、淮山药15g、牡丹皮9g、黄柏9g、知母9g、灵磁石（先煎）30g、石菖蒲10g、炒枣仁12g、茯苓神各

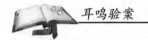
10g、败龟板（先煎）15g、夜交藤18g　7剂

按：本例病因病机，初诊案中已表述清楚。方予耳聋左慈丸以滋阴补肾，聪耳明目；大补阴丸功擅育阴潜阳，方中知母、黄柏两药，李东垣谓之为"滋阴降火之要药"；夜交藤、酸枣仁养心安神。全方共奏补肾填精，育阴潜阳，养心安神之效，故使病情得以转机。

例2：肝肾亏损耳鸣案

李某某，男，36岁，2015年12月29日初诊。

精神压力过大，体力透支，近两月来耳鸣，心烦，口干咽燥，大便偏干。脉象弦滑，舌苔薄白。证属七情内伤，相火偏亢，消烁肾阴，水不涵木，内风升扰。治宜清泄肝火，滋养肾水，重镇息风。

龙胆草6g、焦山栀10g、牡丹皮9g、生地黄18g、萸肉10g、淮山药15g、茯苓9g、泽泻9g、石决明（先煎）18g、磁石（先煎）30g、珍珠母（先煎）30g　7剂

二诊（2016年1月5日）：心烦，耳鸣，便干，咽燥诸恙悉减，近感腰酸，药后自觉胃脘发胀，纳谷尚佳。脉象弦滑，舌淡红苔薄。治宜原方去苦寒清火之品，加重补肾强腰之属。

生地黄18g、萸肉12g、淮山药18g、茯苓10g、泽泻9g、牡丹皮9g、灵磁石（先煎）30g、石决明（先煎）18g、珍珠母（先煎）30g、怀牛膝12g、杜仲12g、川断10g、陈皮6g　7剂

按：《诸病源候论》认为耳鸣耳聋虽有内伤、外感之别，但无不与肾虚有关，指出："肾气通于耳，足少阴，肾之经，宗脉之所聚，劳动经血，而血气不足，宗脉则虚，风邪乘虚随脉入耳，与气相击，故为耳鸣。"又说："肾为足少阴之经而藏精，气

通于耳。耳，宗脉之所聚也，若精气调和，则肾脏强盛，耳闻五音；若劳伤血气，兼受风邪，损于肾藏而精脱，精脱者，则耳聋。"此论与本例的病因病机颇相吻合。故用六味地黄丸滋补肾水；龙胆草、牡丹皮、焦山栀清泄肝火；磁石、石决明、珍珠母等镇肝熄风。处方用药有的放矢，是以克奏其效。

[说解]

耳鸣是指耳内鸣响，有如蝉声，临床十分常见。中医认为，耳鸣可由外感和内伤引起，临床以虚证为多，但实证亦不少，诚如《明医杂著》所说："耳鸣证或鸣甚如蝉，或左或右，或时闭塞，世人多作肾虚治而不效，殊不知是痰火上升，郁于耳中而为鸣，郁甚则壅闭矣。若遇此证，但审其平昔饮酒厚味，上焦素有痰火，只作清痰降火治之。"指出本病辨治当分虚实两端，颇有启发。

盛师秉承《内经》"肾主耳""在窍为耳"的理论，认为耳聋的病位主要在肾，故治疗多从肾着手。兹将盛师治疗虚证耳聋的常用方剂，简介如下：

1. 耳聋左慈丸：方由熟地黄、山茱萸、淮山药、茯苓、泽泻、牡丹皮、柴胡、磁石组成。主治肾阴亏虚，精不上承而致的耳鸣或耳聋不聪。盛师应用时常加石菖蒲，因本品功能芳香开窍，《神农本草经》谓其"补五脏，通九窍，明耳目，出音声。"《名医别录》《药性论》等亦称其主治耳鸣、耳鸣。耳聋左慈丸加入石菖蒲，疗效可望提高，值得重视。案见例1。

2. 益气聪明汤：出《证治准绳》，由黄芪、人参、升麻、葛根、蔓荆子、芍药、黄柏、炙甘草组成。功能补气升清、祛散风热。适用于中气亏虚，清阳不升，风热上扰所致的耳鸣。盛师认

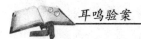
为此方乃标本兼治之法，其病位主要在上中两焦，与肾无涉，临床应用时需注意辨别。若纯属中气不足者，可用补中益气汤治之。

盛师强调，耳鸣看似寻常病症，其实从现代医学来看，本症亦可出现于中枢性病变，如脑肿瘤、颅内压增高等，未可等闲视之。此外，临床还有神经性耳鸣，其发病与精神因素有关，常久治不愈，甚至伴随终生，此类病人徒守药饵，未足恃也，须重视情志调适方可。

久 泻 验 案

[案例]

例1：脾肾阳虚泄泻案

曹某，女，53岁，2015年8月27日初诊。

脾肾阳虚，运化失健，症见晨起大便偏溏，腹部受凉易引起便稀，腰部酸软怕冷，大便中偶夹有不消化食物。脉象弦缓，舌苔薄白。治宜补火生土，方用四神丸加味。

补骨脂10g、淡吴萸3g、煨肉果12g、五味子6g、益智仁9g、党参15g、炒白术10g、干姜6g、炙甘草6g、炙鸡内金9g、炒谷麦芽各10g、淮山药18g、茯苓9g、红枣15g　7剂

二诊（2015年9月8日）：药后大便已恢复正常，脉弦缓，舌边有齿印苔薄白。再拟原法，惟原有胆石症病史，胆囊区偶有微痛，治当兼顾。

补骨脂9g、淡吴萸5g、煨肉果12g、五味子6g、益智仁9g、党参15g、炒白术12g、干姜6g、炙鸡内金9g、炒谷麦芽各10g、淮山药15g、茯苓9g、金钱草18g、炙甘草6g、红枣10g　7剂

按：脾的阳气与肾中真阳密切相关，命门之火能助脾胃腐熟水谷，帮助肠胃的消化吸收。患者肾阳虚衰，命火不足，则不能温煦脾土，运化失常，以致晨起便溏，完谷不化，腹部受凉易引起稀便，迁延反复，腰部酸软怕冷。治以四神丸温肾散寒，涩肠止泻，合理中汤温中健脾。古有"久泻无火""久泻无不伤肾"

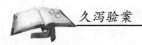
之说，与本例病因病机正合。

例2：脾胃阳虚腹痛泄泻案

刘某某，女，46岁，2014年12月30日初诊。

脾主运化，为后天气血生化之源。今脾阳虚衰，运化失职，症见脘腹冷痛喜温，大便时溏，饮食少进，脉来细缓，舌质淡红苔薄腻。治宜温补脾胃以益元气，方用六君子汤合理中汤化裁。

党参15g、炒白术12g、炒干姜6g、茯苓10g、陈皮6g、黄芪18g、益智仁9g、炒扁豆12g、淮山药15g、炒米仁15g、制半夏9g、煨木香6g、红枣12g、炙甘草6g　7剂

二诊（2015年1月6日）：近日因劳累而感疲劳，脉仍细缓，舌质淡红苔薄。脾胃阳虚，运化失职，脾虚则肝木来犯，致肝胃不和，痛泻由是而作。治宜原方加痛泻要方。

党参15g、炒白术12g、炒干姜6g、茯苓10g、陈皮6g、黄芪18g、益智仁9g、炒扁豆12g、淮山药15g、炒米仁15g、制半夏9g、煨木香6g、炒白芍12g、炒防风6g、炙甘草6g、红枣12g　7剂

三诊（2015年1月13日）：进温补脾胃之剂，便溏转干，腹部冷痛已止，乃中阳恢复，脾运复健之佳象。惟感腰酸，视力有所下降。脉舌如前。肝肾亏虚兼见。治守原法加以补养肝肾之品。

党参15g、炒白术12g、炒干姜6g、茯苓9g、陈皮6g、黄芪18g、益智仁9g、炒扁豆12g、炒米仁15g、制半夏9g、煨木香6g、炒白芍12g、炒防风6g、杜仲12g、枸杞子12g、炙甘草6g、红枣12g　7剂

按：脾胃阳虚，内失温养致脘腹冷痛喜温；脾阳不振，运化

无权，致大便溏薄，纳差；中气不足，则神疲乏力。舌淡红苔薄腻，脉来细缓，此皆为脾胃阳虚，运化失职之征象。方予理中汤合六君子汤为主，以温中祛寒，补气健脾。辅以淮山药、炒扁豆，以增强补益脾胃之功；陈皮、木香等理气之品入方，以防滋腻碍胃。佐以益智仁以助阳止泻。全方重在温补脾胃以益元气，使脾胃运化有权，生化有源，故病获痊愈。

例3：培土抑木治痛泻案

吴某某，女，52岁，2016年3月27日初诊。

身体虚胖，大便偏稀，便时腹痛，便后腹痛即解，曾行胆囊切除术，精神疲乏，气短。脉象濡细，舌淡红苔薄。脾胃虚弱，木乘中土，是以痛泻。方用培土抑木之痛泻要方合参苓白术散化裁。因兼有痔疮出血，治当兼顾。

党参15g、炒白术12g、防风6g、炒白芍15g、芡实10g、莲肉12g、淮山药15g、白扁豆12g、陈皮6g、茯苓9g、米仁15g、砂仁（后下）6g、槐花9g、地榆炭10g、炙甘草6g、红枣15g　7剂

二诊（2016年4月10日）：便前腹痛，便后痛即解，为时已久，脘腹畏寒喜温，精神疲乏，胃纳一般。兼患痔疮出血。脉象濡细，舌淡红苔薄白。脾胃虚寒，木犯中土，痛泻乃作。治宜温中健胃，兼以理气抑木。方用理中汤合痛泻要方，佐以消痔止血。

炒党参15g、炒白术12g、炒干姜6g、陈皮6g、炒白芍18g、防风6g、广木香6g、槐花9g、地榆炭12g、炙甘草6g、焦山楂15g　7剂

随访：先后就诊4次，症情稳定。

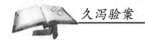
按： 痛泻要方，又名白术芍药散，方由白术、陈皮、白芍、防风组成，功能补土泻木，主治腹痛泄泻，泻后痛止，反复发作，多由脾胃虚弱，木乘中土所致，本方对此证有良好效果。盛师常用于现代医学所称的肠易激综合征，每多取效。

[说解]

"久泻"，即通常所说的"慢性泄泻"，以大便次数增多，粪质溏烂或夹有不消化食物，且病程缠绵，反复发作为主要临床表现。其病因病机常责之脾运失健，湿邪内生，或肾阳虚衰，火不生土，凡此均可引起肠道传导功能失常而致久泻。盛师临床擅治胃肠道疾病，对久泻的诊治，积累了丰富的经验。他针对上列几个病例，择要讲述了久泻的常见临床类型和治疗方法。

盛师认为，历代医家对泄泻的病因、病机、病位、病性、病程和治法论述甚详，不胜枚举。就病程而言，他指出当分暴泻（急性泄泻）和久泻（慢性泄泻）两大类，其病因多系湿邪所引起，《内经》所谓"湿胜则濡泻"是也。但湿邪之生，有外湿与内湿之分，久泻多与内湿有关。其病位，久泻涉及脾、肾两脏。其病性，应辨清寒热虚实四端，而久泻多属寒证和虚证，或虚实兼夹之证。至于治法，久泻当以培补脾肾为主，若兼夹外邪、水饮、食积等，当区分标本缓急而治。以下就盛师临床治疗久泄的习用方剂，解读如下：

1. 参苓白术散：出《太平惠民和剂局方》，由人参、茯苓、白术、薏苡仁、砂仁、莲子肉、白扁豆、山药、桔梗、甘草、红枣组成。功能补益脾胃，渗湿止泻，盛师常用于脾虚失运，湿邪内生的久泻，如兼夹湿邪较甚者，每以方中加苍术、陈皮、川朴、藿香、佩兰、泽泻、车前子等祛湿之品，正邪两顾，标本兼治。

2. 补中益气汤：出《脾胃论》，由黄芪、人参、白术、陈皮、当归、炙甘草、升麻、柴胡组成。功能培补脾胃，益气升清，最宜于脾胃虚弱，清气下陷而致的久泻。其主要症状是大便久溏，胃呆少纳，四肢倦怠，少气乏力，头晕目眩，或久泻而导致脱肛。盛师在应用本方时常加煨葛根、桔梗以增强升提之力；如见大便滑泄加煨肉果、诃子肉，甚则赤石脂、禹余粮。

3. 理中汤（丸）：出《伤寒论》，由人参、白术、炙甘草、干姜组成，功能温中祛寒，补益脾胃。盛师常用本方治疗脾胃虚寒而引起的久泻，并加益智仁、吴萸等以增强温中之力。若纳差，食谷难消，加焦山楂、鸡内金、炒谷麦芽之类以醒胃悦脾；若腹胀较甚，可改用治中汤（即理中汤加陈皮、青皮）。

4. 痛泻要方：出《丹溪心法》（一云系刘草窗方），由白术、白芍、防风、陈皮组成。功能培土抑木，主治脾虚肝强，风淫肠胃所致的大便泄泻，伴肠鸣腹痛，便后腹痛即解，时发时止。盛师经验本方对西医肠易激综合征疗效较好。

5. 补火生土法：出《时病论》，由补骨脂、芡实、莲子肉、肉桂、附子、益智仁、吴萸、菟丝子组成。主治肾阳虚衰，火不生土而引起的大便溏薄，完谷不化，四肢不温，畏寒怯冷，腰膝冷痛，舌淡，脉沉弱等症状。盛师认为本方较四神丸（补骨脂、吴萸、肉豆蔻、五味子、大枣、生姜）组方更为全面，对于命门火衰的久泻，包括五更泄泻，效果更佳。

6. 四君四逆散（汤）：这是盛师的经验方，由四君子汤与四逆散相合而成，适应证与痛泻要方相仿，惟腹胀较甚。盖四君子汤是补益脾胃的通用方，四逆散出《伤寒论》第 318 条："少阴

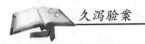

病，四逆，其人或咳，或悸，或小便不利，或腹中痛，或泄利下重者，四逆散主之。"后世医家据其"泄利下重"，多用于肝脾不和，气机郁滞而致的久痢久泄。四君子汤与四逆散相合，功在补脾疏肝，调和气血，故对脾虚肝强引起的久泻伴腹胀或腹痛，神疲乏力，胃纳不振者，颇为适合，与痛泻要方有异曲同工之妙，故盛师亦善用于"肠易激综合征"。

此外，真人养脏汤、赤石脂禹余粮汤治滑脱，盛师间亦选用。

便 秘 验 案

[案例]

例1：气机郁滞便秘案

斯某某，男，65岁，2015年6月25日初诊。

肝主疏泄，今肝气郁结，气机不畅，遂令肠失传导之职，症见大便解而不爽，腹胁胀闷，善放矢，偶有嗳气。脉弦缓，舌质暗红苔薄腻。治宜疏肝利气，通达肠道。方用四逆散合润肠通便之品。

柴胡9g、炒白芍12g、枳实9g、广木香6g、桃仁9g、瓜蒌仁9g、槟榔9g、火麻仁9g、台乌药9g、六神曲10g、炙鸡内金9g、青陈皮各6g、炙甘草5g、郁李仁9g 7剂

二诊（2015年7月2日）：药后腹胁胀闷有所改善，大便仍不通畅，脉弦缓，舌糙腻。肝气郁结，肠失传导。再守原法。

柴胡9g、炒白芍15g、枳实9g、广木香6g、大腹皮12g、槟榔9g、青陈皮各6g、当归12g、台乌药9g、炙甘草5g、瓜蒌仁10g、杏仁9g 7剂

三诊（2015年7月9日）：腹胁胀闷，嗳气，大便仍不通畅，脉弦缓，舌苔薄腻。腹诊：腹壁软，右上腹部轻度压痛，无反跳痛。肝气郁结，胃气上逆，肠失传导之职。原有痔疮史。治宜疏肝理气、降逆和胃，兼以润肠通便。

柴胡9g、炒白芍15g、枳实9g、制香附9g、旋覆花（包煎）

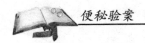
10g、刀豆子12g、大腹皮12g、广木香6g、槟榔9g、郁李仁9g、瓜蒌仁9g、杏仁9g、当归12g、赤小豆15g、青陈皮各6g、炙甘草5g　7剂

四诊（2015年7月16日）：药后症状明显减轻，大便基本通畅，脘腹胀痛尚未全消，纳佳，脉舌同前，宜原方增损。

柴胡9g、炒白芍15g、枳实9g、制香附9g、砂仁（后下）6g、广木香6g、槟榔9g、郁李仁9g、瓜蒌仁9g、当归10g、杏仁6g、青陈皮各6g、炙甘草6g　7剂

随访：先后就诊共7次，诸症悉瘥。

按：本案抓住肝气郁结，气机不畅，遂令肠失传导之职的主要病机，用药切中肯綮，遂获良效。需要指出的是，三诊方中用当归、赤小豆，乃取《金匮要略》治"近血"的赤小豆当归散。盖近血病变部位在大肠、直肠，包括痔疮出血，因本例有痔疾，故用之。

例2：肠燥热结便秘案

李某某，男，52岁，2016年11月17日初诊。

大便秘结，状如羊屎，数日一行，伴腹胀，经肠镜检查无异常。原有糖尿病，服西药降糖药控制。脉象弦缓，舌淡红苔薄。证属肠道郁热乏液濡润，以致传导功能失常，病名"脾约"。治宜清润肠道，方用脾约麻仁丸加味。

火麻仁12g、生白芍15g、枳实9g、制川朴9g、杏仁9g、制大黄5g、郁李仁9g、柏子仁9g　7剂

随访：药后大便较前通畅。

按：麻子仁丸系仲景方，主治"脾约"，后世多用于肠燥热结便秘，其病情较承气汤证为轻。盛师常用此方治疗老年习惯性

便秘。

[说解]

便秘是指大便秘结不通，其主要症状是大便干燥坚硬，排出困难，或排便次数减少，一般在二、三天及以上不大便者。

便秘的病因，《诸病源候论》说："大便不通者，由三焦五脏不和，冷热之气不调，热气偏入肠胃，津液竭燥，故令糟粕否结，壅塞不通也。"对于便秘的证型，《景岳全书》精辟指出："此证之当辨者惟二，则曰阴结、阳结而尽之矣。盖阳结者，邪有余，宜攻宜泻者也；阴结者，正不足，宜补宜滋者也。"还明确指出："有火者便是阳结，无火者便是阴结。"究其便秘病位，虽直接与肠道有关，但根子多在于肺、脾、肾三脏。盖肺与大肠互为表里，肺失肃降，或肺移热于大肠，均可导致便秘；脾主运化，脾失健运，以致糟粕停留大肠，亦可引起便秘；肾开窍于二阴，肾阴亏虚或命门火衰，会导致肠道乏液濡润，或阴寒凝结，均可引起便秘。

对于便秘的治疗，盛师认为仲景《伤寒杂病论》已树立了典范。诸如承气汤治阳明腑实证，厚朴三物汤治气滞便秘，麻子仁丸治脾约，以及蜜煎导、猪胆汁导等肛门给药通便法等，为后世广为采用。盛师经验，便秘的辨治，可分外感与内伤两大类，特别是对于温病、疫病等外感热病所致的便秘，盛师在临床上积累了较多的经验，并做了较大发挥。首先，他认为"放邪出路"是中医祛邪法的重要手段，而泻下通便即是其中主要治法之一。他还以吴又可《温疫论》为例，认为吴氏基于"客邪贵乎早逐"的学术观点，提出"急证急攻""因证数攻"等独特见解，治疫善用下法，旨在"导引其邪从门户而出"，并称此为"治之大纲，

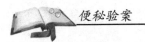
舍此皆治标尔。"更有意思的是，吴氏对疫病中出现便秘而用下法，强调"承气本为逐邪而设，非专为结粪而设也。"言下之意，泻下通便只是手段，而祛逐邪气才是目的。对于吴氏的观点，盛师推崇备至，在其早年从事流行性乙型脑炎、急性传染性肝炎临床研究期间，善用下法通便逐邪，取得了显著效果。再者，盛师还指出有清一代的温病学家，对《伤寒论》的通里泻下法有重大发展，如吴鞠通《温病条辨》所创制的宣白承气汤、护胃承气汤、新加黄龙汤、导赤承气汤、牛黄承气汤、增液承气汤等，均是从仲景调胃承气汤演化而成，从而丰富了外感热病不同证型便秘的治疗方法，厥功可谓伟矣。

至于内伤杂病出现的便秘，盛师善用枳实导滞汤治胃肠气闭而引起的便秘；麻子仁丸治肠燥便秘；新加黄龙汤治气阴两虚，大肠燥结便秘；增液汤治津液虚损，肠道乏液濡润便秘等等。

腹 胀 验 案

[案例]

例1：肝火旺盛木犯中土胃胀多眵案

朗某某，女，66岁，2014年11月11日初诊。

肝开窍于目，肝火旺盛，致两目多眵，视物如蒙；平素情志抑郁，遂令肝气郁滞，木犯中土，中焦气机不畅，胸闷腹胀，由是作矣。脉弦，舌淡红苔腻。治宜清泄肝火，疏肝理气。方用龙胆泻肝汤合柴胡疏肝散化裁。

龙胆草6g、焦山栀9g、柴胡9g、制香附9g、甘菊9g、决明子15g、黄芩9g、生白芍10g、枳壳9g、青陈皮各6g、桑叶9g、炙甘草6g、白蒺藜10g、佛手柑9g、生谷麦芽各9g　7剂

二诊（2014年11月18日）：药后症情有所改善，病来有渐，须缓缓图治，治守原法化裁。

随访：先后就诊共5次，诸症悉瘥。

按：遵《内经》"木郁达之"之旨，治以疏肝理气为主。方中以柴胡疏肝散疏肝解郁，调畅气机；配以龙胆草、黄芩、焦山栀大苦大寒，既能清肝胆实火，又能利肝胆湿热；决明子、白蒺藜、桑叶功擅清肝明目；复加佛手柑增强理气消胀之功；生谷麦芽醒胃悦脾，兼顾调理中州。法随证立，方随法出，药随方遣，理法方药环环相扣，自当取效。

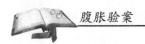
例2：肝气横逆脘胀案

彭某某，女，70岁，2014年10月28日初诊。

胃脘胀满，延及背部，伴嗳气反酸，纳食减少，大便不爽。舌苔白糙，脉象弦缓，心情急躁。证属肝气横逆，中犯胃分，胃气上逆使然。治宜疏肝和胃，兼以降逆制酸。方用柴胡疏肝饮合旋覆代赭汤、左金丸化裁。

柴胡9g、制香附9g、生白芍12g、枳壳9g、陈皮6g、佛手柑9g、青皮6g、蒲公英18g、黄连5g、淡吴萸2g、瓦楞子（先煎）30g、旋覆花（包煎）10g、代赭石12g、炙甘草6g　7剂

二诊（2014年11月4日）：药后诸恙已瘥，乃肝胃恢复调和之象，脉来弦缓，舌苔薄白。治宜原法再进。

柴胡9g、制香附9g、生白芍12g、枳壳9g、陈皮6g、佛手柑9g、青皮6g、蒲公英18g、黄连5g、淡吴萸2g、瓦楞子（先煎）30g、旋覆花（包煎）10g、代赭石12g、炙甘草6g　7剂

随访：先后就诊共4次，病情明显好转，自觉无不适。

按：柴胡疏肝散疏肝解郁，理气消胀；左金丸清泻肝火，与瓦楞子配合，能抑木制酸；旋覆花、代赭石降逆止嗳；佛手柑、青皮增强理气消胀之效。立法处方切中病机，故获效显著。

例3：脾虚肝气犯中胃胀案

罗某某，女，27岁，2015年10月13日初诊。

脘腹胀闷，肠鸣，恶心，胃纳甚差，偶有嗳气反酸，平素精神萎靡不振，腰背酸疼，面色萎黄。脉象濡缓，舌淡红苔白润。凭症参脉，显属脾胃虚弱，肝木犯中。治宜补益脾胃为主，兼以疏肝理气。方用六君子汤合柴胡疏肝散化裁。

党参15g、炒白术12g、茯苓9g、陈皮6g、制半夏9g、柴胡

9g、炒白芍 12g、炒枳壳 9g、黄连 5g、淡吴萸 2g、制香附 9g、佛手柑 9g、玫瑰花 6g、炒谷麦芽各 12g、六神曲 12g、炙甘草 6g　7 剂

二诊（2015 年 10 月 20 日）：脾胃虚弱，运化失职，肝木乘虚犯胃，症见胃脘不舒，反酸，嗳气，纳差，面色萎黄，精神不振。前投健脾益胃，疏肝理气之剂，反酸嗳气稍减，胃纳略增。无如胃脘痞闷不舒未减。脉象细弱而缓，舌苔薄白。气虚体质而病肝胃不和，治宜补中益气为主，兼调肝胃。

党参 15g、炒白术 12g、茯苓 10g、陈皮 6g、制半夏 9g、黄连 5g、黄芪 18g、柴胡 9g、炒白芍 12g、炒枳壳 9g、淡吴萸 3g、炒谷麦芽各 10g、蒲公英 20g、炙甘草 6g　7 剂

三诊（2015 年 10 月 27 日）：前进补中益气，调和肝胃之剂，脘胀，嗳气均瘥，纳增，大便正常，近感腰背酸疼，面色不华，身形偏瘦。脉象细弱而缓，舌苔薄白。脾胃功能渐复，乃佳象也。无如肾气不足，治当原法加补肾强腰之品。

党参 15g、炒白术 12g、茯苓 10g、陈皮 6g、制半夏 9g、黄芪 20g、杜仲 12g、川续断 9g、补骨脂 9g、炒谷麦芽各 10g、炙甘草 6g　7 剂

随访：先后就诊共 8 次，诸症显减。

按：脾胃虚弱，运化失职，肝木乘虚犯胃，中焦气机不畅，遂使脘腹胀闷，反酸，纳差，面色萎黄，精神不振。脉象濡缓，舌淡红苔白润，乃脾胃虚弱之征象。治用六君子汤益气健脾，柴胡疏肝散疏肝理气，复加谷麦芽、神曲醒胃悦脾。方证合拍，故获显效。

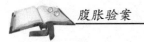
[说解]

腹胀是指腹部（含上、中、下腹）胀满的一种病症。早在《黄帝内经》这部著作中，就有"腹胀"的记载，如《素问·玉机真藏论》说："脉盛，皮热，腹胀，前后不通，闷瞀，此为五实。"

腹胀虽以实证为多见，但虚证或虚实兼夹证亦不少。临床一般分饮食积滞，湿热中阻，寒湿困脾，肝郁气滞，脾胃虚弱等几种证型。根据盛师的经验，其中以肝郁气滞、饮食积滞最为常见，这与现代生活节奏加快，竞争激烈，精神压力增大，以及饮食谱的改变，嗜食肥甘厚味的人群较多有密切关系。

对于本病的治疗，盛师主张实证以"通"为主，即疏通气机，令其调达；虚证虽宜于"补"，但须讲究"通补"，不宜"守补"，即在应用补剂时，适当佐以理气或消导之品，以达到滋而不腻，补而不滞，更好地发挥补药的作用。其常用的方剂如下：

1. 柴胡疏肝散：方见"胃痛"篇。功能疏肝理气。适用于肝郁气滞而致脘腹胀满，嗳气，得矢气舒服等症状。盛师在应用时常加佛手柑、八月札、玫瑰花、绿萼梅等；若下腹部胀，加木香、青皮、乌药之类。案见例1、例2。

2. 四七汤：出《易简方》，由制半夏、茯苓、厚朴、苏叶、生姜、大枣组成，与《金匮要略》半夏厚朴汤雷同。功能行气开郁，降逆化痰。适用于情志不畅，痰气郁结而致的咽中如有物堵塞，状如梅核，咯之不出，咽之不下，常伴胸闷腹胀，善太息等症状。盛师应用本方时，常加玫瑰花、浙贝母、广郁金等品，以增强行气开郁之功。

3. 厚朴温中汤：出《内外伤辨惑论》，由厚朴、陈皮、干姜、草豆蔻、赤茯苓、木香、炙甘草组成。功能温中祛湿，行气消胀。适用于寒湿困脾，脾运失健而致的脘腹胀满，食欲不振，大便偏溏，舌苔白腻等症候。盛师在应用时常加砂仁、苍术、姜半夏之类，以增强理气化湿之功。

4. 枳实导滞丸：出《内外伤辨惑论》，由枳实、大黄、黄芩、黄连、茯苓、神曲、泽泻、白术组成。功能清热祛湿，消食导滞。适用于饮食积滞，湿蕴生热，症见脘腹胀满，胃呆少纳，口苦口臭，或伴大便秘结，或泻痢后重，舌苔黄腻，脉象沉实等症候。盛师对食滞消化不良，伴见嗳气吞酸者，常与保和丸（神曲、山楂、茯苓、制半夏、陈皮、连翘、麦芽、莱菔子）合化，效果更佳。

5. 香砂六君子汤：出《时方歌括》，由人参、白术、制半夏、茯苓、陈皮、木香、砂仁、炙甘草组成。功能健脾运中，理气消胀。适用于脾胃虚弱，运化不健，中焦气机不畅而致精神倦怠，脘腹胀满，食欲不振等症候。盛师治溃疡病、慢性胃炎、慢性肠炎等病，中医辨证为上述证型者，恒多取用本方，效果显著。

此外，治脾虚气滞而见腹胀，以下腹部为甚的用四磨饮（人参、槟榔、沉香、乌药）；治中阳虚弱，气机阻滞而致腹冷腹胀者的治中汤（人参、白术、陈皮、干姜、青皮、甘草）等，亦为盛师临床所习用。还值得一提的是，对于脾胃虚寒，气机阻滞而引起的腹胀，盛师借鉴叶天士的用药经验，每取荜澄茄、荜拨等温通之品，加入当用方剂（如理中汤）中，有望提高疗效。

最后盛师指出，腹胀应与臌胀做出鉴别，一般来说，后者的病情较前者为重，治疗难度亦大，不可混同。

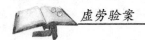
虚 劳 验 案

[案例]

例1：气血虚衰虚劳案

胡某某，女，23岁，2015年8月11日初诊。

气血两虚，心神不宁，面色萎黄，夜寐不安，精神疲乏所由来也。脉象细弱，舌淡红苔薄。治宜补养气血，宁心安神，归脾汤先得我心矣。

党参15g、炒白术10g、黄芪20g、当归12g、茯神10g、炒枣仁12g、炙远志6g、龙眼肉9g、炙甘草6g、生姜3片、红枣15g、炒白芍15g　7剂

二诊（2015年8月18日）：药后病情改善，脉细弱，舌淡红苔薄。拟原法踵进。

党参15g、炒白术12g、黄芪20g、当归12g、茯神10g、熟地黄18g、炒枣仁12g、炙远志6g、龙眼肉9g、炙甘草6g、生姜3片、红枣15g、广木香5g　7剂

随访：先后就诊共8次，诸症明显改善。

按：方以党参、白术、黄芪补气，当归、龙眼肉益气补血，茯神、酸枣仁、炙远志养心安神，共奏补养气血，宁心安神之功。药证熨帖，遂收佳效。

例2：脾气虚弱虚劳案

陈某某，男，50岁，2015年4月14日初诊。

脾气虚弱，自觉精神疲乏，四肢不温，大便不成形，脉来濡缓，舌质淡红苔薄白边有齿印。治当补益中气为主，东垣补中益气汤宜之。

黄芪20g、党参18g、炒白术12g、陈皮6g、升麻5g、柴胡5g、当归12g、炙甘草6g、焦山楂15g   7剂

二诊（2015年4月21日）：药后大便已成形，自觉无明显不适，脉来濡缓，舌质淡红边有齿印。再拟补中益气汤加味。

黄芪20g、党参15g、炒白术12g、当归12g、陈皮6g、柴胡5g、升麻5g、淮山药18g、枸杞子12g、炙甘草6g、红枣15g、焦山楂15g   7剂

三诊（2015年4月28日）：两进补中益气汤，自觉症状若失，胃纳增加，体重亦增。脉仍濡缓，舌质淡红边有齿印。观其脉舌，虚象犹存，尚需再拟补养，效不更方。

黄芪20g、党参15g、炒白术12g、陈皮6g、柴胡5g、升麻5g、当归12g、炙甘草6g、焦山楂15g   7剂

随访：先后就诊共4次，诸症明显改善。

按：脾气虚弱，运化不健，气血生化不足，清阳下陷，故自觉精神疲乏，四肢不温，大便偏溏。脉来濡缓，舌质淡红苔薄白边有齿印，乃脾胃虚弱之征象。治以补中益气汤补益中气，并佐以健脾助运之品。方中黄芪味甘微温，入脾肺经，补中益气；配伍党参、炙甘草、炒白术补气健脾；当归养血和营，协人参、黄芪补气养血；陈皮理气和胃，使诸药补而不滞；少佐升麻、柴胡升阳举陷，协助君药以升提下陷之中气。乃本诸李东垣"内伤脾胃，百病由生"之旨，用补气升阳法而获效。

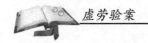
例 3：十全大补汤治虚劳案

钱某某，男，50 岁，2014 年 11 月 25 日初诊。

气血两虚，面色不华，自觉精神疲乏、嗜睡，脉象弦缓，舌边齿印明显，苔薄。证属虚劳范畴，遵《内经》"劳者温之""损者温之"之旨，治宜补养气血，方用十全大补汤化裁。

黄芪 20g、党参 15g、炒白术 10g、当归 12g、炒白芍 10g、川芎 6g、茯苓 10g、生地黄 18g、蒸黄精 15g、枸杞子 12g、陈皮 6g、炙甘草 6g、红枣 15g　7 剂

二诊（2014 年 12 月 2 日）：药后症状稍有改善，脉舌同前，治守原法。

黄芪 20g、党参 15g、炒白术 12g、当归 12g、炒白芍 10g、茯苓 12g、熟地黄 18g、蒸黄精 15g、枸杞子 12g、陈皮 6g、炙甘草 6g、川芎 6g、红枣 15g　7 剂

随访：先后就诊共 4 次，病情明显改善。

按： 气血亏虚，脏腑失于濡养，导致面色不华，精神倦怠，嗜睡等症。舌淡苔薄，边有齿印，脉细弱，乃气血亏虚之征象。方遵《内经》"劳者温之""损者温之"之旨，取十全大补汤温补气血为主，加黄精"宽中益气，使五脏调和，肌肉充盛，骨髓强坚"（《本草逢原》语）；枸杞子功擅滋补营血；佐以陈皮，使全方补而不滞，滋而不腻。共奏补养气血，温补脏腑之功。

例 4：归脾汤治虚劳案

李某某，女，50 岁，2015 年 11 月 12 日初诊。

气血不足，心脾两虚，症见头晕，心悸，寐劣，记忆健忘，舌质淡红，脉象濡缓。经西医反复检查，未发现器质性病变。属中医"虚劳"范畴。治宜补养心脾以助气血生化之源，兼以宁心

安神。方用归脾汤加味。

炙黄芪20g、党参15g、茯神10g、当归12g、炙远志6g、炒枣仁12g、广木香6g、龙眼肉9g、炒白术10g、炙甘草6g、绞股蓝12g、蒸黄精12g、麦冬9g、生姜3片、红枣12g　7剂

二诊（2015年11月19日）：前进补养心脾之剂，症情有所改善，脉舌同前。虚劳已久，中医辨体属气虚体质。再拟原法。

炙黄芪20g、党参15g、茯神10g、当归12g、炙远志6g、炒枣仁12g、广木香6g、龙眼肉9g、炒白术10g、绞股蓝12g、蒸黄精15g、枸杞子12g、麦冬9g、生姜3片、红枣12g、炙甘草6g　7剂

随访：先后就诊共5次，诸症悉瘥。

按： 归脾汤出《济生方》，功能补益气血，养心安神，临床用于不寐，心悸，健忘等症，每有卓效。本例的病机证候与此正合，故以本方加味治之。方中黄精补气养血，绞股蓝功似人参，有报道称安神之效较著，故加之以增强归脾汤补益气血，养心安神之力。药中鹄的，遂获显效。盛师治疗心脾两虚，气血不足的虚劳，包括亚健康而见上述诸症者，善用归脾汤，历验不爽。

例5：心肾两虚阴不潜阳案

范某某，女，70岁，2015年10月15日初诊。

朱丹溪云："阳常有余阴常不足。"患者自觉烘热，手足心灼热，头面易出热汗，头晕，腰酸，心悸寐劣，精神疲乏，小溲频数，脉象细缓，舌质红裂。证属心肾两虚，阴不潜阳。治宜滋阴以潜阳，补心以安神，固肾以缩尿。方用大补阴丸合天王补心丹化裁。

生地黄18g、败龟板（先煎）15g、知母9g、盐水炒黄柏9g、

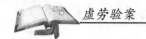
地骨皮 10g、银柴胡 9g、当归 12g、天麦冬各 9g、炒枣仁 12g、北沙参 12g、萸肉 12g、淮山药 18g、牡丹皮 9g、茯神 9g、炙远志 6g、砂仁（后下）5g、金樱子 15g　7 剂

二诊（2015 年 10 月 22 日）：药后症状稍有改善，证属心肾阴液大亏，病来有渐，非旦夕所能奏效，宜缓缓调补，前方出入。

生地黄 18g、败龟板（先煎）15g、炙鳖甲（先煎）12g、盐水炒黄柏 9g、知母 9g、当归 12g、麦冬 12g、炒枣仁 12g、夜交藤 20g、炙远志 6g、合欢皮 12g、茯神 9g、化龙骨（先煎）15g、左牡蛎（先煎）30g、玄参 9g、柏子仁 9g、炙甘草 6g　7 剂

三诊（2015 年 11 月 3 日）：药后诸恙悉减，此阴液得充，相火渐潜之象，惟心悸心慌仍剧，足筋拘急疼痛，斯血不养心，筋脉不舒使然，脉象弦细，舌红剥。再拟滋阴潜阳，养血宁心，舒利筋脉。

生地黄 18g、败龟板（先煎）15g、盐水炒黄柏 9g、生白芍 20g、知母 9g、北沙参 15g、麦冬 12g、五味子 6g、柏子仁 9g、玄参 9g、当归 12g、炒枣仁 12g、夜交藤 20g、炙远志 6g、茯神 9g、化龙骨（先煎）15g、左牡蛎（先煎）30g、炙甘草 6g　7 剂

随访：先后就诊共 6 次，病情明显好转。

按：大补阴丸系朱丹溪滋阴降火的代表方剂，方中熟地黄、龟板补肾滋阴，阴复则火自降；黄柏、知母苦寒泻火，火降则阴可保。再取天王补心丹加减滋阴养血，补心安神。全方共奏滋阴潜阳，养心安神之功。药与证合，自能奏绩。

[说解]

虚劳，又称虚损，是一种慢性消耗性疾患，主要体现在精、

气、神三大方面的虚弱性病症。《素问·通评虚实论》"精气夺则虚"，可谓言简意赅，一语中的。究其病因，凡七情、劳倦、饮食、酒色所伤，以及外感内伤疾病久久不愈，或病后失于调养，均可导致气血、脏腑虚损而成本病。

盛师认为，虚劳的辨证，应紧紧抓住"阴、阳、气、血"四字，临床大体可分为阴虚、阳虚、气虚、血虚四大类型，即"四损"之谓，诚如沈金鳌《杂病源流犀烛》所说："其所以致损者有四，曰气虚，曰血虚，曰阳虚，曰阴虚"。吴又可《温疫论》亦谓："凡人大劳、大欲及大病、久病后，气血两虚，阴阳并竭，名为四损"是也。至于治法，应根据病机、病位和证候类型，采取相应的方法。对此，《内经》早就提出"虚则补之""劳者温之""损者温之"的治疗总则。《难经》更提出"损其肺者益其气；损者心者调其营卫；损其脾者调其寒温，适其饮食；损其肝者缓其中；损其肾者益其精"的名论，为治五脏之虚指出了基本法则。汉·张仲景《金匮要略》专列"血痹虚劳病脉证并治"篇，创制小建中汤、黄芪建中汤、八味肾气丸、薯蓣丸等方分别治疗阳虚、阴阳两虚和脾虚、肾虚等不同证候，并出大黄䗪虫丸化瘀生新以治干血致虚，为后世辨证治疗虚劳树立了典范。嗣后，唐、宋、元、明、清医家对本病的治疗多有发挥，如李东垣创补中益气汤等治气虚劳损；朱丹溪制大补阴丸治阴虚火旺；张景岳、赵献可等崇尚温补之法，尤其是张景岳对虚劳的处方用药卓有见解，尝谓："凡气虚者宜补其上，人参、黄芪之属是也；精虚者宜补其下，熟地、枸杞之属是也；阳虚者宜补而兼暖，桂、附、干姜之属是也；阴虚者宜补而兼清，门冬、芍药、生地之属是也；此固阴阳之治辨者，自当补气以生精。又有阳失阴而

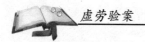
离者，不补阴何以收者散亡之气？水失火而败者，不补火何以苏垂寂之阴？以收阴阳相济之妙用也。故善补阳者，必于阴中求阳，则阳得阴助而生化无穷；善补阴者，必于阳中求阴，则阴得阳升而泉源不竭。"如此精湛的论述，对后世治疗虚劳，确有重要的指导作用；叶天士善治虚劳，他遵《内经》"精不足者补之以味"之训，临证善用血肉有情之品，如《临证指南医案·虚劳》载："王　此少壮精气未旺，致奇脉纲维失护，《经》云形不足者温之以气，精不足者补之以味，今纳谷如昔，当以血肉充养。牛骨髓、羊骨髓、猪骨髓、茯神、枸杞、当归、湖莲、芡实。"盛师吸取前贤的经验，结合自己临床体会，常用以下方剂治疗虚劳：

1. 归脾汤：主要治疗心脾两虚而引起的神疲、不寐、心悸、心慌、健忘等症候。具体详"不寐"节。案见例1、例4、例5。

2. 补中益气汤：主要治疗脾胃虚弱，中气下陷而致的精疲头晕，大便溏薄，食欲不振，以及内脏下垂等病症。具体详"久泻"节。案见例2。

3. 大补元煎：出《景岳全书》，由人参、山茱萸、淮山药、杜仲、当归、枸杞子、熟地黄、炙甘草组成。功能补养气血，填精益肾。适用于气血大虚，肾精亏少，而见面色㿠白，精神萎靡，腰酸足软，气息短促，脉象细弱等症候。

4. 十全大补汤：出《太平惠民和剂局方》，由人参、白术、茯苓、熟地黄、当归、白芍药、川芎、黄芪、肉桂、炙甘草组成。功能大补气血。适用于气血亏虚而致的头晕目眩，面色苍白，精神倦怠，肢体麻木，妇女月经量少，甚或闭经等症候。案见例3。

5. 肾气丸系列方：

（1）六味地黄丸：出《小儿药证直诀》，由熟地黄、淮山药、山茱萸、茯苓、泽泻、丹皮组成。功能滋补肝肾。适用于肝肾阴虚而致的头晕目眩，口干咽燥，腰膝酸痛，盗汗等症候。临床应用时常与二至丸（女贞子、旱莲草）配合。

（2）桂附八味丸：出《金匮要略》，由干地黄、淮山药、茯苓、山茱萸、牡丹皮、泽泻、桂枝、附子组成。功能温补肾阳。适用于肾阳不足而引起的畏寒怯冷，腰膝酸软，精神萎靡，性欲减退等症候。在临床应用时常随证加鹿角霜、肉苁蓉、补骨脂、仙灵脾等以增强温肾之力。

（3）知柏地黄丸：出《医宗金鉴》，方即六味地黄丸加知母、黄柏。功能滋肾降火。适用于肾阴不足，虚火偏亢而致的腰脊酸楚，全身烘热，或骨蒸劳热，心烦盗汗等症候。临床应用时可随证加入龟板、鳖甲、地骨皮、银柴胡等。

（4）杞菊地黄丸：方即六味地黄丸加枸杞子、菊花而成。功能滋养肝肾，止眩明目。适用于肝肾不足而引起的头晕目眩，视物不清。临床应用时可随证加入女贞子、旱莲草、明天麻、决明子等。

还有归芍地黄汤（六味丸加当归、白芍药）治肾虚血少、参芪地黄汤（六味丸加人参、黄芪）治肾虚气弱、麦味地黄汤（六味丸加麦冬、五味子）治肺肾两虚喘促等，盛师亦颇习用。

6. 大补阴丸：出《丹溪心法》，由熟地黄、龟板、黄柏、知母、猪脊髓组成。功能滋阴清火。适用于肝肾阴亏。虚火亢盛而致的面赤口干，五心灼热，腰腿酸软，梦遗滑精，骨蒸劳热，心烦瘈疭等症候。盛师还认为本方对性早熟，中医辨证为肾阴下

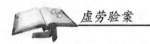
虚，相火偏亢者，亦有一定疗效。案见例6。

7. 脾肾双补汤：是盛师治疗虚劳的经验方。由党参、白术、茯苓、熟地黄、淮山药、山茱萸、薏苡仁、白扁豆、石莲肉、杜仲、枸杞子、菟丝子、覆盆子组成。功能补脾益肾。适用于脾肾两虚而引起的面色苍白，精神疲乏，大便偏溏，腰膝酸软，阳痿早衰，或发育迟缓等症候。其实，本方是由六味地黄丸、参苓白术丸、五子衍宗丸三方衍化而成，意在收安奠两天之效。

此外，左、右归丸（或饮）、参苓白术散等，盛师亦常用之。盛师还强调，虚劳虽属五脏虚衰所致，但脾肾两脏则是关键所在。盖脾主运化水谷精微，是气血生化之源，乃后天之本；肾藏精，主生殖，关乎人体的生、长、衰、老，为先天之本。因此在治疗虚劳时，应特别重视补益脾肾两脏，上列脾肾双补汤，即是据此而制订的。再者，盛师指出应用滋补之剂，当讲究"通补"，不宜"守补"。所谓"通补"，意指在处方用药时，应注意阴阳相须，动静结合，即遵张景岳"阳中求阴""阴中求阳"之旨，或在滋补方中配以陈皮、木香、砂仁等品，使之"滋而不腻，补而不滞"；所谓"守补"，是指在一派滋补药中，缺乏流动之品，这会产生呆胃之弊，影响药效的发挥，甚至出现副作用。他还举例予以说明，如《御药院方》延龄丹，即在大队滋补药中配以金铃子、檀香、没药、木香、青皮等味，寓通于补，动静结合；又如《医学摘粹》资生丸，于大队健脾补益药中佐以神曲、山楂、白豆蔻等味，寄消于补，开合兼顾，庶几无壅滞呆胃之弊，值得效法。

口 疮 验 案

[案例]

例1：胃火上炎口疮案

李某某，女，58岁，2014年12月23日初诊。

胃在窍为口，胃火素旺，口腔反复溃疡，既往有牙龈出血史；腹股沟和腋下淋巴结肿大久年，屡治乏效。脉来弦缓，舌质红，苔薄。治宜清胃泻火，解毒散结。方用玉女煎、清胃散化裁。

生地黄18g、生石膏（先煎）18g、麦门冬12g、知母9g、怀牛膝9g、当归10g、黄连6g、蒲公英20g、银花15g、连翘12g、紫花地丁15g、夏枯草15g、生甘草6g、牡丹皮9g 7剂

二诊（2014年12月30日）：口腔溃疡消失，惟感精神疲乏，健忘，寐差，面色欠华，脉来弦缓偶有歇止，舌质偏红。经体质检测，系阴虚兼气虚质，辨证属心营不足，气阴两亏。治宜养心安神，补益气阴，方用天王补心丹化裁。

太子参12g、生地黄15g、天麦冬各10g、丹参15g、玄参9g、当归10g、炒枣仁12g、柏子仁9g、炙远志6g、茯神10g、黄连5g、北沙参12g、炙甘草6g 7剂

随访：先后就诊共6次，自觉无明显不适。

按：本例初起为口疮，兼慢性淋巴结炎。方用清胃散重在清泻胃火，玉女煎清胃热兼以滋阴，防火旺伤阴，此二者为方中主

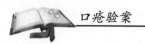
要部分。辅以银花、连翘为疮家之圣药，且为对药，以增强清热消肿之功；紫花地丁、蒲公英亦为对药，相须为用，促进清热解毒、消炎止痛、散结消肿。全方共奏清胃泻火，凉血解毒，消肿止痛之功，故药后口腔溃疡若失。

例2：阴虚火旺口疮案

黄某，男，55岁，2015年7月28日初诊。

口腔与舌部反复糜烂溃疡，已十余年。脉象弦缓，舌有齿印、溃疡。证属胃阴不足，胃火偏亢。既往有高血压、高脂血症、糖尿病史。治宜滋养胃阴以清胃火，玉女煎先得我心矣。

生地黄18g、麦门冬12g、生石膏（先煎）20g、知母10g、怀牛膝9g、川石斛10g、黄连6g、生甘草6g　7剂

二诊（2015年8月4日）：药后口腔溃疡糜烂未作，脉象弦缓，舌边尖偏红. 再拟滋养胃阴，清泄胃火。

生地黄18g、麦门冬12g、生石膏（先煎）20g、知母10g、怀牛膝9g、川石斛10g、黄连6g、生甘草6g、玄参9g　7剂

三诊（2015年8月11日）：近二天舌尖稍有糜烂疼痛，脉舌同前，治守原法加导心火从小肠而出之品。

生地黄18g、淡竹叶12g、生石膏（先煎）20g、知母10g、黄连6g、玄参9g、蒲公英18g、怀牛膝9g、生甘草6g、川黄柏9g　7剂

随访：先后就诊共7次，诸症悉瘥。

按：玉女煎系《景岳全书》方，主治阴虚胃热，烦热口渴，头痛牙痛，或吐血衄血等症。后世移用于口疮、口糜等症，常获良效。本例病机为胃阴不足，胃火偏亢，故以本方化裁治之。方中石膏辛甘大寒，清胃火为君；地黄甘而微温，滋肾水之不足为

臣；知母苦寒质润，滋清兼备，一助石膏清胃热而止烦渴，一助地黄滋养肾阴；麦门冬微苦甘寒，助地黄滋肾，而润胃燥，且可清心除烦，二者共为佐药。牛膝导热下行，以降上炎之火；复加黄连苦寒清泄胃火；石斛甘寒滋养胃阴。合之共奏滋胃阴，清胃火之功效。药证合拍，遂收良效。

例3：胃热阴伤口疮反复发作案

罗某某，男，62岁，2015年6月11日初诊。

口腔溃疡，反复发作，发时口腔糜烂，疼痛，食辛热之品每多发作，脉象弦滑，舌红苔薄。治宜清胃泻火，兼养胃阴。

生地黄18g、黄连6g、生石膏（先煎）16g、知母10g、麦门冬12g、怀牛膝9g、生甘草6g　7剂

二诊（2015年6月18日）：药后口腔溃疡已愈合，脉象弦滑，舌红苔薄。胃火素旺，宜原法再投，以防复发，此"治未病"之旨也。

生石膏（先煎）18g、黄连6g、生地黄18g、知母10g、麦门冬12g、牡丹皮9g、玄参9g、怀牛膝9g、生甘草6g　7剂

三诊（2015年6月23日）：口腔溃疡未见，再拟清胃泻火，以巩固疗效。

生石膏（先煎）18g、黄连6g、知母10g、麦门冬12g、生地黄18g、牡丹皮9g、玄参9g、升麻5g、怀牛膝9g、生甘草6g、竹叶10g、焦山栀9g　7剂

随访：先后就诊共5次，诸症悉瘥。

例4：清胃热泻心火滋阴液三管齐下治口疮案

陆某，男，24岁，2016年11月8日初诊。

胃火旺盛，口腔溃疡，时时发作，疼痛较剧，口唇干燥，口

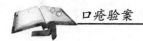
渴喜饮，脉象弦滑，舌质偏红边有齿印，舌苔薄黄。治宜清胃泻火，佐以滋养胃阴。且心为舌之苗，舌亦有溃烂，当兼顾清泄心火。方用清胃、玉女、导赤合化。

黄连6g、生地黄18g、牡丹皮10g、升麻5g、生石膏（先煎）16g、知母10g、川牛膝9g、麦门冬12g、竹叶12g、蒲公英20g、生甘草6g　7剂

二诊（2016年11月15日）：药后口腔溃疡已愈，各症悉瘥，此乃心胃火旺渐平之兆象，无如本病屡有发作，仍需继续调治，以防复发。方药如前，更小其制可也。

黄连5g、生地黄18g、牡丹皮9g、升麻4g、当归10g、生石膏（先煎）18g、知母9g、淡竹叶10g、麦门冬12g、川牛膝9g、蒲公英18g、生甘草5g　7剂

按：以上两例，心胃火旺，胃阴不足，是其病理症结所在，故方用清胃、玉女、导赤合化，意在清胃热，泻心火，滋阴液，药中肯綮，是以获效显著。

[**说解**]

口疮是指口腔内疮疡或溃烂的一种病症，可单个或多个发作，局部灼痛，往往屡发不止，给患者带来较大痛苦，尤其是影响食物进口。本病在《素问·气交变大论》中已有"民病口疮"的记载。晋唐时期，《诸病源候论》对本病的病因、病位作了精辟论述，尝谓："手少阴，心之经也，心气通于舌；足太阴，脾之经也，脾气通于口。腑脏热盛，热乘心脾，气冲于口与舌，故令口舌生疮也。"言下之意，口疮的病因病位在于心脾热盛，上熏口舌使然。宋代《圣济总录》亦有同样的论说："口疮者，由心脾有热，气冲上焦，熏发口舌，故作疮也。"但该书另有发挥：

"又有胃气弱，谷气少，虚阳上发而为口疮者。"明确指出本病有虚有实，不可执一而论。迨至明代，张介宾《景岳全书》对口疮的证治，尤有阐发，如说："口舌生疮，固多由上焦之热，治宜清火，然有酒色劳倦过度，脉虚而中气不足者，又非寒凉可治，故虽久用清凉，终不见效，此当察其所由，或补心脾，或滋肾水，或以理中汤，或以蜜附子之类，反而治之，方可痊愈，此寒热之当辨也。"指出了本病虽多属热证，而寒证亦不可忽视，并提出了相应的治疗方药，对临床颇有指导作用。

盛师根据有关文献，结合自己的临床经验，认为口疮的辨证当分虚实两端，而以实热之证居多，究其原因，多由火热之邪引起，其病位以心与胃为主，即心火旺盛和胃热熏蒸是最常见的病因、病机。至于虚证，间亦有之，多由肾阴亏损虚火上炎所致。在治疗方面，盛师遵循《素问·至真要大论》"诸痛痒疮皆属于心"之旨，善用泻心火，清胃热的治法，屡获效验。其常用的方剂如下：

1. 导赤散：出《小儿药证直诀》，由生地黄、广木通、甘草梢、竹叶组成。功能清心火、利小便。适用于心火亢盛而致口疮，主要表现是舌赤生疮或糜烂。盛师指出用本方治疗口疮，是以脏病治腑的理论为依据。因心与小肠相表里，通过利小便，引心火下行，从小便而泄，这也是"放邪出路"的具体运用。盛师应用本方，常配以黄连、山栀、灯芯，以增强清心火之功。

2. 清胃散：出《兰室秘藏》，由黄连、生地黄、升麻、当归、牡丹皮组成。功能清胃泻火，凉血解毒。适用于胃火上炎而致的口疮。盛师认为，胃中火热，势必耗伤胃阴，因此，在应用本方时，常与玉女煎（见下方）配合，清火养阴并用，同时还配伍蒲公英、紫地丁、银花、连翘之属，以增强清热解毒之功，每获良效。以上所举4例，均有所体现。

3. 玉女煎：出《景岳全书》，由石膏、知母、麦冬、熟地黄（一般用生地黄）、麦门冬、牛膝组成。功能清胃养阴。适用于阴虚胃热而致的口疮。如前所述，盛师每以本方与清胃散合用，效果更佳。

此外，盛师治疗本病，主张采取内外并治的方法。除了中成药锡类散、西瓜霜等喷涂病灶外，他还从古代文献中发掘出蔷薇根煎汤漱口，是一种简便廉验的单方。又蔷薇根皮、黄柏、升麻、生地黄四药煎汤，内服与外用（漱口）结合，功效相得益彰。同时，嘱患者慎食辛热炙煿如辣椒、大葱、生姜以及油炸等食品；并注意保持口腔清洁，最好采用黄芩牙膏、云南白药牙膏刷牙。

至于应用温热药物治疗口疮，盛师自感临床接触此类病例甚少，且缺乏治疗经验，鼓励我辈应集思广益，努力加以提高。

口 臭 验 案

[案例]

例1：脾胃积热口臭案

罗某某，女，61岁，2015年6月25日初诊。

夜半醒来口苦特甚，久治未减，伴口臭，牙龈出血。脉象弦细，苔薄白。证属胃火旺盛。治宜清胃泻火。方用清胃散合玉女煎化裁。

黄连6g、生地黄15g、牡丹皮9g、麦门冬10g、生石膏（先煎）15g、知母10g、怀牛膝9g、生甘草6g、谷麦芽各9g　7剂

二诊（2015年7月7日）：药后口臭明显改善，口苦持续不减，患慢性浅表性胃炎、食管炎久年，脉象弦细，舌苔薄白。证属胆胃热盛。再拟清泄胆胃之热。方用小柴胡汤合清胃散化裁。

柴胡9g、淡黄芩10g、制半夏9g、黄连6g、生地黄15g、牡丹皮9g、鲜芦根20g、金钱草20g、广郁金10g、生甘草6g、麦门冬10g　7剂

随访：先后就诊共7次，症情好转。

按：本处方用苦寒之黄连，直泻胃府之火，以生地凉血滋阴，丹皮凉血清热，实为清胃散加减。《景岳全书》玉女煎功擅滋阴清胃，方中石膏、知母清阳明有余之火，地黄补少阴不足之水，麦门冬滋阴生津，牛膝导热下行，以降炎上之火。两方合用，共奏清胃泻火之功效，临床治疗胃火旺盛而致的口臭、口

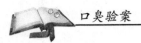
苦、牙龈出血多有效验。

例2：湿热蕴中胃火偏亢口臭案

黄某，男，49岁，2016年5月5日初诊。

口干欲饮，口气很重，口味黏腻，脉象濡缓，舌苔黄腻。证属湿热蕴中，胃火偏亢。治宜清化湿热，兼泄胃火。方用连朴饮合清胃散化裁。

黄连6g、川朴花9g、焦山栀10g、制半夏9g、黄芩12g、鲜芦根30g、牡丹皮9g、藿香9g、佩兰叶9g、谷麦芽各10g、茵陈18g、滑石12g、生甘草6g　7剂

二诊（2016年5月19日）：口臭若失，口黏亦减，胃中湿热已有化机，胃火亦渐平息，脉濡缓，舌苔仍黄腻。再拟原法以廓清余邪。

黄连6g、川朴花9g、藿香9g、米仁15g、黄芩12g、鲜芦根30g、滑石12g、谷麦芽各10g、焦山栀9g、佩兰叶9g、茵陈18g、炙鸡内金9g、生甘草6g、牡丹皮9g　7剂

三诊（2016年5月26日）：口臭已消，自觉无明显不适，惟舌苔尚薄黄腻，乃胃中湿热尚未廓清，脉来濡缓，治守原法。

黄连6g、川朴花9g、焦山栀9g、制半夏9g、黄芩12g、石菖蒲9g、枳实6g、鲜芦根30g、滑石12g、佩兰叶9g、藿香10g、米仁18g、谷麦芽各10g、生山楂15g、茵陈18g　7剂

按：连朴饮是治疗热重于湿的传世名方，系清代医家王孟英所制订；清胃散功擅清胃泻火。两方合化，对湿热蕴中，胃火偏亢的口臭，确有良效。盛师在应用时常加谷麦芽等消食导滞之品，使湿热无所依附，其病易解。藿香、佩兰乃芳香化湿之属，对湿热引起的口臭颇为适合。

[说解]

口臭是指口出臭秽之气的一种症状，患者常自不觉，多由他人感受而知。本症往往与口疮、口糜、牙龈出血等并见。究其原因，明代医家张介宾《景岳全书》说得最为贴切，尝谓："口臭虽由胃火，而亦有非火之异。盖胃火口臭，其气浊秽，亦必兼口热口干，及别有阳明火证者是也。"证诸临床，口臭的发病原因，确以胃火旺盛，臭秽之气上冲于口为多见，但也有因食滞、便秘、湿热中阻、肺热以及口腔不卫生等因素引起，临床需注意区别。

盛师基于胃火是口臭发病的主要原因，临证治疗与口疮类似，常用清胃散、玉女煎（方均见"口疮"），多获效验。案见例1。

至于其他疾病引起的口臭，盛师认为应根据具体病证选方用药，如食滞引起，用保和丸、枳实导滞丸；便秘属实热者，当用通里攻下法如承气汤、凉膈散等，俾热毒随大便排出，口臭即止；肺中痰热蕴结咳喘而致口臭，用清热化痰法如泻白散、苇茎汤等，痰热得去，口臭亦解。此外，甘露饮（生地黄、熟地黄、天门冬、麦门冬、枇杷叶、黄芩、茵陈、枳壳、石斛、甘草）治疗胃火伤阴，兼夹湿热而致口臭，盛师亦较常用。

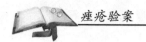
痤 疮 验 案

[案例]

例1：痤疮从火毒论治案

石某某，男，17岁，2015年7月23日初诊。

患者全身遍发痤疮，色红发痒，甚则化脓，病已三年余，大便偏干，脉弦滑，舌尖红，苔薄黄。此为心火亢盛，热毒蕴结所致。治宜清心火，解热毒，方用泻心汤合黄连解毒汤化裁。

黄连6g、黄芩12g、焦山栀9g、银花15g、连翘12g、蒲公英20g、香白芷9g、天花粉12g、紫花地丁18g、制大黄5g、野菊花10g、赤芍9g、牡丹皮9g、生甘草6g　7剂

二诊（2015年7月30日）：药后痤疮色红变淡，数量大为减少，大便已通畅，乃热毒渐消之佳象。再拟原法以巩固疗效。

银花15g、连翘12g、黄芩12g、紫花地丁18g、生地黄15g、制大黄5g、黄连6g、焦山栀10g、野菊花10g、赤芍10g、牡丹皮10g、生甘草6g、香白芷9g、天花粉12g、当归9g、蒲公英20g、黄柏9g　7剂

随访：先后就诊共3次，病情明显好转。

按：心火亢盛，热毒内蕴，素体阳盛，胃肠积热，以致全身遍发痤疮，色红发痒，甚则化脓，大便偏干，脉弦滑，舌尖红，苔薄黄。故治宜泻心火、解热毒为主。方中黄连清泻心火，兼泻中焦之火；黄芩泻上焦之火；栀子泻三焦之火，引邪热从小便而

出；蒲公英、地丁、银花、连翘、野菊花等，皆为清热解毒之品；天花粉、白芷乃取仙方活命饮之意；因患者便秘，故加大黄泻胃肠实热。药后痤疮渐退，大便通畅，症情明显好转，良有以也。

例2：热毒炽盛肺热上熏致痤疮案

靳某某，男，31岁，2016年6月19日初诊。

左脸部痤疮，散发，色红，挤则流黄水，不发热，脉弦滑，舌苔薄白。证属热毒炽盛，肺热上熏，方用黄连解毒汤、泻白散化裁，意在解热毒，清肺热为主。

黄连6g、黄柏9g、黄芩12g、焦山栀10g、蒲公英30g、白芷9g、紫花地丁18g、桑白皮10g、白鲜皮12g、地肤子12g、甘草6g　7剂

二诊（2016年6月26日）：药后痤疮不发作，诸恙悉解，惟夜寐不宁，此是旧疾，由心血不足，神不安藏使然。脉弦滑，苔薄白。再拟原法加养心安神之品。

黄连6g、黄柏9g、黄芩12g、焦山栀9g、蒲公英20g、白芷9g、紫花地丁18g、桑白皮10g、白鲜皮12g、地肤子12g、丹参18g、炙远志6g、茯神10g、炒枣仁12g、生甘草6g　7剂

例3：痤疮从疮毒论治案

孙某某，男，16岁，2016年10月20日初诊。

身形肥胖，面色偏黄，脸上痤疮较多，色赤，斑秃。脉象沉细，舌苔黄腻。大便偏干。《内经》云："诸痛痒疮皆属于心。"其痤疮系心火亢盛，热毒内蕴使然，当从疮论治，拟清心火、解热毒。斑秃乃发失血养所致，当滋养营血。方用黄连解毒汤、四物汤化裁。

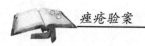
黄连6g、黄芩10g、黄柏9g、焦山栀9g、桑白皮10g、地肤子12g、白鲜皮12g、徐长卿5g、蒲公英20g、紫花地丁18g、生地黄18g、当归12g、生白芍12g、川芎6g、桑葚子15g、生甘草6g 7剂

二诊（2016年10月27日）：病情尚稳定，脉舌同前，治守原法。

黄连6g、黄芩10g、黄柏9g、焦山栀9g、地肤子12g、白鲜皮12g、生地黄18g、蒲公英20g、紫花地丁15g、当归12g、川芎6g、生白芍12g、生甘草6g、银花15g、桑白皮10g 7剂

三诊（2016年11月3日）：痤疮已基本控制，斑秃亦有改善，效不更方。

黄连5g、桑白皮12g、黄芩9g、黄柏9g、焦山栀9g、地肤子12g、白鲜皮12g、生地黄15g、蒲公英18g、紫花地丁15g、银花15g、连翘12g、当归9g、生白芍12g、生甘草6g、陈皮6g、谷麦芽各9g 7剂

按：以上两例，其治法与例1相仿，值得说明的是，方中白鲜皮、地肤子功能清热祛湿解毒，善治风热疮毒，皮肤痒疹，用于痤疮疗效亦佳；徐长卿有解毒消肿之功，多用于皮肤病，如湿疹、荨麻疹、皮炎等，对痤疮亦有一定疗效。

[说解]

痤疮，俗称痘痘、粉刺、青春痘，好发于男女青春期。盛师对本病的病因病机、治疗方法有独到的经验。首先，他认为本病属"疮"的范畴，其病因多为心火旺盛，热毒蕴结所致，当从火毒论治，即以清心火，解热毒为主，常用方剂有泻心汤、黄连解毒汤等。试观例1，以泻心汤、黄连解毒汤为主方，并加银花、

连翘、蒲公英、野菊花、紫花地丁以增强清热解毒之功，复入赤芍、丹皮凉血活血；花粉、白芷乃取仙方活命饮组方之意，药后果获显效；例2、例3治法方药与上例基本相同，惟患者痤疮发于脸部，前贤认为与肺热上熏有关，盛师亦宗之，故加桑白皮配黄芩直清肺热，药后痤疮即不发作。此等验案，不胜枚举。

这里尤其值得指出的是，盛师对《素问·至真要大论》病机十九条研究颇深，即就痤疮而言，他大都以该篇"诸痛痒疮，皆属于心"的论述，作为辨治本病的重要依据，且屡获良效，其善读善用经典著作，于此可见一斑。

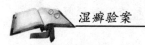
湿 癣 验 案

[案例]

例1：湿热皮疹瘙痒案

许某某，女，79岁，2016年6月14日初诊。

近周来颈部臂部发疹，分布密集，瘙痒异常，甚则出黄水，每逢暑天发作增剧，西药治疗效果不显。脉象弦缓，舌苔黄腻，质红中裂。证属湿热内蕴，暑毒外袭。内外合邪，故皮疹由是而作。治宜解热毒，利湿热为主，兼以祛暑止痒。

黄连6g、黄芩12g、焦山栀10g、黄柏9g、白鲜皮12g、地肤子12g、绿豆衣10g、徐长卿5g、苦参12g、滑石12g、茵陈18g、赤小豆15g、米仁15g、生甘草6g、蒲公英20g、牡丹皮10g、赤芍9g　7剂

二诊（2016年6月21日）：药后皮疹基本消退，瘙痒若失，舌苔变薄，乃湿热邪毒渐化之象，脉象弦缓。再拟原法以巩固疗效。

黄连6g、黄芩12g、焦山栀10g、黄柏9g、白鲜皮12g、地肤子12g、绿豆衣10g、徐长卿5g、苦参12g、滑石12g、茵陈18g、赤小豆15g、米仁15g、蒲公英20g、牡丹皮10g、赤芍9g、生甘草6g　7剂

例2：清热利湿祛风解毒治湿疹案

茹某某，女，26岁，2016年5月29日初诊。

近月来脸上发皮疹，呈水泡状，瘙痒异常，疹色偏红，面孔灼热感。脉象濡缓，舌苔厚腻。小便黄，食欲不振。四诊合参，证属湿热邪毒为患，兼之风邪上客。治宜清热利湿，解毒消疹，佐以祛风。

黄连6g、焦山栀9g、黄芩9g、白鲜皮12g、地肤子12g、泽泻9g、滑石12g、茵陈15g、徐长卿5g、蝉衣9g、僵蚕9g、黄柏9g、蒲公英20g、银花15g、生甘草6g　7剂

二诊（2016年6月5日）：药后症状减轻，舌苔变薄，乃湿热渐有化机，再拟原法。

黄连6g、焦山栀9g、黄芩9g、黄柏9g、地肤子12g、白鲜皮12g、茵陈15g、徐长卿5g、蝉衣9g、炙僵蚕9g、蒲公英20g、银花15g、连翘12g、生甘草6g 滑石12g　7剂

三诊（2016年6月13日）：症状续减，疹子已结痂脱落，舌质偏红苔薄白，拟原法扬鞭再进。

黄连6g、焦山栀9g、黄芩9g、黄柏9g、白鲜皮12g、地肤子12g、徐长卿5g、蝉衣9g、炙僵蚕9g、银花15g、连翘12g、白芷9g、生甘草6g、滑石12g、蒲公英20g　7剂

按：以上两例，俱为湿热邪毒为患，治法均以清热利湿解毒为主，其主方系黄连解毒汤，功能泻火解毒，且苦能燥湿，与病因病机正合。例1因夹暑邪，故配以绿豆衣祛暑毒。滑石与甘草相配，名六一散，功擅利暑湿。两例方中均用地肤子、白鲜皮，取其利湿止痒之功。其中徐长卿一药，善治湿疹，皮肤瘙痒，方中用之，甚为的当。

例3：外洗方治湿癣案

叶某某，女，31岁，2016年6月27日初诊。

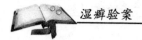
背部湿癣遍布，瘙痒异常，为时已久，脉象濡缓，苔薄白。予以外洗方治疗。

苦参15g、白鲜皮12g、地肤子12g、徐长卿4g、土茯苓15g，煎汤外洗　7帖

二诊（2016年7月4日）：外洗后背部湿癣若失，瘙痒亦瘥。再拟原法。

苦参15g、白鲜皮12g、地肤子12g、徐长卿4g、土茯苓15g，煎汤外洗　7帖

按：本外洗方系盛师治疗湿疹的经验方，功擅祛湿解毒止痒，临证用之多有效验。

[说解]

湿癣是一种比较顽固的皮肤病，《诸病源候论》对本病早有记载，曾说："湿癣者，亦有匡郭，如虫行，浸淫赤湿痒，搔之多汁成疮，是其风毒气浅，湿多风少，故为湿癣。"对其病因和症状作了扼要的论述。盛师经验，本病的主要临床表现为红斑、丘疹、丘疱疹、水痘、渗出、糜烂、结痂、肥厚及苔藓样变等，类似于湿疹、皮炎之类。

盛师对本病的治疗，常针对湿热邪毒，或夹风邪的病因，采取清热利湿解毒或兼以祛风的治法，临床善用黄连解毒汤，认为方中三黄（黄连、黄芩、黄柏）清热解毒力专，又能燥湿；栀子能泻三焦之火，尤能清心火。正合湿癣的病因病机。

盛师之所以采用本方，是有鉴于《素问·至真要大论》"诸痛痒疮皆属于心"的论述。盖心者，火也。湿癣主症是"痒"，形似"疮"或"成疮"（见上引《诸病源候论》语），故清火尤其是泻心火是无疑主要治法，黄连解毒汤即有此等功效。同时，

常与本方中配以银花、连翘、蒲公英之类以增强清热解毒之功；蝉衣、僵蚕、徐长卿、地肤子、白鲜皮等祛风止痒；尤其是苦参一药，每多投之，以其有清热、燥湿、杀虫之力故也，《滇南本草》称其"疗瘟痒，血风癣疮，顽皮白屑"。又，盛师治疗本病，每多内外并施，可收相得益彰之效。上列外洗方疗效显著，值得推广。

湿热病验案

[案例]

例1：脾虚湿重于热案

王某某，女，52岁，2015年8月18日初诊。

脾主四肢，为气血生化之源。脾土素弱，运化失健，湿邪内生，困顿肢体，以致四肢倦怠，精神不振，脘宇不舒，偶有嗳气。脉来濡缓，舌苔糙腻，显系脾虚湿滞之象。其尿色黄，更是湿邪蕴热之征。治宜健脾化湿，兼以清热，标本兼顾可也。

党参15g、制苍白术各10g、茯苓10g、陈皮6g、制半夏9g、川朴花9g、藿香9g、佩兰叶9g、米仁18g、茵陈15g、泽泻9g、滑石12g、生甘草5g　7剂

二诊（2015年8月25日）：药后症情明显改善，诸恙悉减，舌苔变薄，显系湿化脾健之兆象。治守原法巩固疗效。

党参15g、制苍白术各10g、茯苓10g、陈皮6g、制半夏9g、川朴花9g、藿香9g、佩兰叶9g、米仁18g、茵陈15g、泽泻9g、滑石12g、生甘草5g　7剂

随访：先后就诊共3次，诸症悉瘥。

按：湿热病是由湿热病邪所引起的诸多病症的总称，在外感病和内伤病中均可见之，临床常以身热缠绵，胸脘痞闷，身重体倦，小便短而黄赤，口渴不引饮，舌苔黄腻，脉象濡数为主症，其病以中焦脾胃为中心。本案四肢倦怠，精神不振，脘宇不舒，

小溲色黄，舌苔糙腻，显属湿热为病，其证湿重于热。《医林绳墨》指出："如湿胜者，当清其湿；热胜者，当清其热。湿胜其热，不可以热治，使湿愈重；热胜其湿，不可以湿治，使热愈大也。"故方中以藿朴夏苓汤苦温燥湿为主，清热为辅，六君子汤益气、健脾、燥湿，合而用之，共奏健脾化湿，标本兼顾之功效。药证熨帖，遂收佳效。

例2：湿热蕴中热重于湿案

罗某某，女，61岁，2015年5月19日初诊。

一年来口干，口苦，口黏腻，易饿，小便黄赤。脉来弦细，舌苔薄腻微黄。胃镜提示慢性浅表性胃炎。证属湿热蕴中，胃火偏亢。治宜祛除湿热，清泄胃火。方用连朴饮。

川朴花9g、黄连6g、焦山栀9g、制半夏9g、黄芩10g、蒲公英18g、藿香9g、佩兰叶9g、干芦根15g、茵陈18g、滑石12g、茯苓10g　7剂

二诊（2015年5月26日）：药后症情明显改善，口发腻显减，舌苔变薄，乃湿热渐化之象，惟口苦仍存，此胃火未清使然。治守原法巩固疗效。

川朴花9g、黄连6g、焦山栀9g、制半夏9g、黄芩12g、川石斛9g、藿香9g、佩兰叶9g、鲜芦根30g、茵陈15g、蒲公英20g、滑石12g、茯苓10g　7剂

随访：先后就诊共3次，诸症显减。

按：本案口腻、小便黄赤、舌苔薄腻微黄，乃湿热蕴结所为；口苦、口干系胃火偏亢使然；易饿是"火能杀谷"之象。四诊合参，显属湿热蕴中，胃火偏亢之证。故方中以连朴饮苦寒清热为主，化湿为辅，同时配伍清泄胃火之品，共奏祛除湿热，清

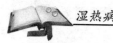
泄胃火之功。药中鹄的，其效显著。

例3：下焦湿热淋证案

宋某某，女，60岁，2015年3月31日初诊。

患者原有腰椎间盘突出、慢性泌尿系感染病史，自觉小便急迫，量少色黄，伴腰痛。脉象弦缓，舌苔薄黄。诊断为淋证，辨证属下焦湿热，治宜清利下焦湿热，佐以强腰止痛。

白花蛇舌草20g、败酱草15g、桑寄生15g、大蓟12g、小蓟12g、瞿麦12g、萹蓄12g、杜仲12g、焦山栀9g、泽泻9g、猪苓9g、茯苓9g、黄柏9g、川断9g、川牛膝9g、陈皮6g、甘草梢5g　7剂

二诊（2015年4月9日）：药后尿急显减，惟感手指微麻（原有高血压病史），治守原法化裁。

大蓟12g、小蓟12g、焦山栀9g、滑石12g、萹蓄12g、白花蛇舌草20g、泽泻9g、猪苓9g、败酱草15g、川牛膝9g、陈皮6g、生甘草5g　7剂

随访：先后就诊共4次，诸恙悉瘥。

按：《诸病源候论·诸淋病候》说："诸淋着，由肾虚而膀胱热故也"；"肾虚则小便数，膀胱热则水下涩。数而且涩，则淋沥不宣。故谓之淋。"巢元方以肾虚为本，膀胱热为标的淋证病机分析，为后世多数医家所宗。本案患者年已六旬，原有腰椎间盘突出、慢性泌尿系感染病史，本已肾气不足，加之湿热毒邪，客于膀胱，气化失司，水道不利，故而小便急迫，量少色黄；腰为肾之府，湿热之邪侵犯于肾故伴腰痛；脉象弦缓，舌苔薄黄，系湿热为病之象。方中以小蓟饮子化裁清利湿热，辅以桑寄生、杜仲、川断、川牛膝等补肾强腰。诸药配伍，共奏清利湿热，强腰

止痛之功，是以获效。

例4：湿热蕴中胃痞案

吴某某，女，64岁，2015年7月7日初诊。

患者胃脘胀闷多年，常伴口苦，西医胃镜检查提示：萎缩性胃炎，幽门螺旋杆菌阴性。就诊时，脘宇胀闷不适，口苦明显，伴尿色时黄，畏寒怯冷，腰酸，面色萎黄，四肢不温，脉象弦缓，舌苔白腻。此为湿邪夹热，蕴结中宫，阳气阻遏不宣所致，治宜祛湿通阳。

广藿香9g、制半夏9g、川朴6g、茯苓9g、泽泻9g、猪苓9g、滑石12g、茵陈15g、米仁15g、炒谷麦芽各10g、制苍术10g、炒白术10g、生甘草5g、佩兰叶9g、炙鸡内金9g、白蔻仁6g　7剂

二诊（2015年7月14日）：药后脘宇胀闷已减，尿色转淡，湿热渐有化机，惟动辄汗出，畏寒怯冷，脉象弦缓，舌苔尚腻。再拟原法加补气固表之品。

制川朴6g、广藿香9g、茯苓9g、猪苓9g、制苍术10g、炒白术10g、泽泻9g、佩兰叶9g、滑石12g、茵陈15g、米仁15g、白蔻仁6g、炒谷麦芽各9g、黄芪20g、防风5g　7剂

二诊（2015年7月21日）：药后症情显减，脉弦缓，苔薄腻。嗳气，善放矢。证属胃失和降，气机不畅，而湿热渐化，尚未廓清。治宜原法，以增强疗效。

黄芪20g、制苍术10g、炒白术10g、防风5g、旋覆花（包煎）10g、代赭石12g、陈皮6g、枳壳9g、广木香6g、砂仁（后下）6g、制半夏9g、藿香9g、佩兰叶9g、炒谷麦芽各10g、炙甘草5g　7剂

随访：先后就诊共 4 次，自觉无不适。

按：湿邪夹热，蕴结中宫，气机阻滞，故胃脘胀闷；湿热上蒸于口，则口苦；湿热邪气久羁，阳气阻遏不宣，故而畏寒怯冷，四肢不温；面色萎黄，脉象弦缓，舌苔白腻，乃湿邪阻滞之征象。治法宗叶天士"通阳不在温而在利小便"之意。予藿朴夏苓汤健脾祛湿，斡旋中州；取四苓散、六一散之类利水除湿，为方中主要部分。辅以鸡内金、炒谷麦芽醒胃悦脾，促进消化。全方燥湿利湿并用，俾湿去而阳气得复，中焦自安，遂获良效。

[说解]

中医所称的"湿热病"，涉及外感疾病和内伤杂病两大类，涵盖内、外、妇、儿和皮肤各科。现代不少病症诸如流感、肠伤寒、痢疾、胃炎、肠炎、肝炎、关节炎、尿路感染、小儿夏季热、盆腔炎、带状疱疹、湿疹、痔疮、原因不明低热等等，从中医病因学和发病学来分析，常与湿热病邪有密切的关系。盛师在长期的临床实践特别是二十世纪六、七年代从事流行性乙型脑炎、传染性肝炎、慢性胃炎、血吸虫病等临床研究中，对湿热病证及其发病机理、临床证候和治法方药，积累了丰富的经验，并撰写了不少有关著述。如 1984 年 8 月就在《辽宁中医杂志》上发表了《湿温辨治探要》一文，对湿热病的辨证要点、诊治中的几个关键问题等作了深入的研讨。1999 年 12 月 1 日《中国中医药报》刊载了盛师《应建立中医湿热病学》一文，文中从古代文献内容丰富、湿热为患十分广泛、湿热理论特色鲜明和现代研究成果可观四个方面论证了建立中医湿热病学的基础、必要性和发展前景，其独到的见解和建议在国内引起较大反响。2003 年盛师主编的《中医湿热病证治》，由人民卫生出版社出版，该书对湿

热病的定义与范围、学术源流、病因病机、辨证论治和常用方剂
等进行较为全面的阐述，并对历代有关文献予以评议，为建立中
医湿热病学打下了基础。尤其值得一提的是，盛师有鉴于近年出
现传染性非典型肺炎（SARS）、人禽流感等疫病，发表了《湿热
致疫说》（《浙江中医杂志》2006 年第 10 期），着重探讨湿热病
邪与疫病发病的关系，希望在疫病防治上能引起人们对其足够的
重视，进一步发挥中医学在这方面的特色和优势。目前，盛师正
在为建立中医湿热病学新学科作积极的努力。

　　盛师对湿热病的辨证，认为首先应根据湿与热之孰轻孰重，
分为湿重于热、热重于湿和湿热并重三大类型，同时强调病位深
浅应审察，邪正盛衰宜权衡。在湿热的治疗上，提出宣畅肺气，
气化湿化；健运脾胃，调其升降；两分湿热，其病易解；着力气
分，截断病势；治法之要，宜利小便；明悉三禁，执而不泥等六
个关键问题，并逐条向我们作了讲解。尤其可贵的是，盛师还针
对近年疫病流行的情况，认为既往在新药研制开发上，对治疗湿
热病证一类方药虽取得了一定成绩，但还远远不够，诸如三仁
汤、达原饮、藿朴夏苓汤、连朴饮、甘露消毒丹、茯苓皮汤等传
世名方，尚有待进一步研究开发（包括剂型改革），以适应时代
的需求。

　　盛师在带教中，结合临证病例，重点对他所习用的治疗湿热
病的方剂，概述如下：

　　1. 三仁汤：出《温病条辨》，由杏仁、白蔻仁、白通草、滑
石、竹叶、半夏、厚朴、薏苡仁组成，功能宣畅气机，祛湿清
热，主治湿温初起，或暑湿夹湿，邪在气分，症见头痛身重，恶
寒少汗，面色淡黄，胸闷脘痞，午后身热，热势不扬，舌苔薄

腻，脉象濡缓。

盛师认为本方意在芳化淡渗，宣畅气机，使阻遏气分，弥漫三焦之湿热，得以轻清宣透，上下分消，如是则湿化热清，三焦通畅，诸症自除。

2. 藿香正气散：出《太平惠民和剂局方》，由藿香、紫苏、白芷、大腹皮、茯苓、白术、陈皮、半夏曲、厚朴、桔梗、甘草组成，功能解表化湿，理气和中，主治外感暑湿秽浊，邪在卫气，肠胃失调，症见发热恶寒，头痛胸闷，腹痛拒按，呕吐，肠鸣泄泻，口淡，舌质淡红，苔白腻，脉濡缓。

盛师认为本方是芳香化湿的代表方剂，对夏秋感受暑湿秽浊引起的中暑、感冒、急性肠胃炎等病，确有良效。但药性偏于温燥，治疗湿热病证，当随证加入清热之品。

3. 藿朴夏苓汤：出《医原》，由藿香、半夏、赤苓、杏仁、厚朴、淡豆豉、白蔻仁、猪苓、薏苡仁、泽泻组成，功能芳香化浊，理气渗湿，兼以疏表，主治湿温初起，身热恶寒，肢体困倦，胸脘痞闷，纳谷减少，口腻不渴，舌苔薄白而腻，脉象濡缓。

盛师认为本方适用于湿热病中湿重于热的证型。

4. 甘露消毒丹：出《温热经纬》，由飞滑石、茵陈、黄芩、石菖蒲、木通、川贝母、藿香、薄荷、白蔻仁、连翘、射干组成，功能利湿化浊，清热解毒，主治湿温时疫，邪在气分，症见发热口渴，胸闷腹胀，肢酸倦怠，咽肿溺黄，或身目发黄，舌苔黄腻，脉象滑数。

盛师认为本方适用于湿热病中湿热并重的证型。

5. 连朴饮：出《霍乱论》，由厚朴、黄连、石菖蒲、制半夏、豆豉、山栀、芦根组成，功能清热化湿，理气和中，主治湿热内蕴，脾胃升降失常，清浊相混，而见霍乱吐利，胸脘痞闷，不思饮食，舌苔黄腻，脉象滑数，小便短赤。

盛师认为本方适用于湿热病中热重于湿的证型。

6. 宣痹汤：出《温病条辨》，由木防己、杏仁、滑石、半夏、晚蚕沙、薏苡仁、连翘、赤小豆皮、栀子组成，功能清热利湿，宣通经络，主治湿热痹症，症见关节或肌肉灼热、肿胀、疼痛、重着，皮肤发红，或见硬结、红斑，可伴发热，口渴不欲饮，烦闷不安，周身沉重，小便黄浑，舌质红，苔黄腻，脉滑数。

盛师认为本方是治湿热痹症的传世良方。他常以本方治疗风湿性关节炎、类风湿性关节炎和痛风等疾病，效果显著。如前"痹症验案"中的例1，就是融以本方而获卓效。

7. 二妙散：出《丹溪心法》，由黄柏、苍术各等分组成，功能清热燥湿，主治湿热下注所引起的两足痿软无力，足膝红肿热痛，步履艰难，或妇女湿热带下，或湿疮、淋浊等症，舌苔黄腻。

盛师认为本方是朱丹溪治湿热痹证的代表方剂。《医学正传》于本方中加牛膝，名"三妙散（丸）"，主治湿热下注，脚膝麻木热痛；《成方便读》于三妙散（丸）中加薏仁，名"四妙散（丸）"，主治湿热下注，两足麻痿肿痛等症。盛师经验，本方尤适于下焦湿热病证，包括下肢关节红肿热痛、腰椎间盘突出症以及急性泌尿系感染，妇女盆腔炎等病症。

此外，盛师对湿热病诊断和辨证方法，指出舌苔和小便的变化是最有意义的客观指标，患者一般舌苔多黄白而腻或黄腻，小便黄而短少。

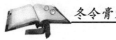
冬令膏方进补案

[案例]

例1：气血亏虚虚劳案

葛某某，女，65岁，2015年12月8日初诊。

心脾两虚，气血不足，症见偶有头晕，夜寐多梦，记忆健忘，时有心慌，平素怕冷。脉象濡细而迟，舌质淡红苔薄。证属虚劳。治宗《内经》"劳者温之""损者温之"之旨，趁冬令封藏季节，投以温补之剂，以冀来年气血充沛，心脾健康，而达预防疾病，增强体质的目的。方用黑归脾汤、三才汤、人参养荣汤合化。宜膏方缓调。

别直参60g、炒白术250g、黄芪250g、当归250g、炒枣仁250g、茯苓神各200g、炙远志150g、龙眼肉200g、五味子150g、陈皮150g、广木香100g、灵芝200g、鹿角胶100g、枸杞子250g、生熟地黄各250g、天麦冬各250g、红枣200g、炙甘草200g、炒白芍250g、川芎150g、铁皮石斛100g、萸肉200g、淮山药250g，兑入：阿胶200g、冰糖200g、黄酒200g，如法制膏。每晨服一羹匙，温开水冲服。

随访：服膏方后，夜寐改善，心慌若失，记忆力好转，体质明显增强。

按：心血亏虚，神不安藏，则心慌，寐劣多梦；脑髓失于濡养，致头晕，伴记忆力减退；舌质淡红苔薄，脉象濡细而迟，乃气血亏虚之征象。予黑归脾汤以补益气血，健脾养心；《温病条辨》三才汤以补气养阴，增强体质；人参养荣汤以补气益血；六味地黄丸滋肾阴以安先天；佐加鹿角胶、阿胶，二胶伍用，阴阳并补，滋养精血；复加木香、陈皮达"补而不滞、滋而不腻"之功。全方遵《内经》"劳者温之""损者温之"之旨而用药，故获效显著。

例2：年逾古稀肾虚体衰案

葛某某，女，74岁，2014年12月25日初诊。

肾主骨，脾为气血生化之源，患者年逾古稀，肾精亏虚，是以主骨无权，既往曾患颈椎病、腰椎间盘突出、膝关节骨性关节炎，经检查骨质疏松。现偶有小便失禁，肾司二便不固故也。面色欠华，脉来弦细，舌质淡红苔薄。治当补益肾精，滋养气血。时值冬令封藏季节，最宜进补，拟用膏方缓图。方用参芪地黄汤合十全大补汤化裁。

黄芪300g、生晒参150g、生熟地黄各250g、当归250g、淮山药300g、萸肉250g、泽泻200g、丹皮150g、茯苓300g、天门冬250g、杜仲250g、川续断250g、金狗脊250g、炒白芍250g、茯神250g、肉桂50g、炒白术300g、川芎200g、铁皮石斛100g、炙甘草250g、红枣250g，兑入：阿胶250g、冰糖250g、黄酒250ml，如法制膏。每晨服一羹匙，温开水化服。

二诊（2015年12月10日）：去冬进膏方滋补，今年感觉良好，无明显不适，亦很少就医，脉象濡细，舌淡红边有齿印。时值冬令，再拟补养之剂，以达增强体质、延年益寿之目的。拟方如下：

别直参50g、黄芪250g、生熟地黄各250g、萸肉250g、淮山药 250g、茯苓 250g、牡丹皮 150g、泽泻 150g、当归 250g、天门冬 250g、枸杞子 250g、川芎 150g、炒白术 250g、杜仲 250g、川续断 250g、菟丝子 250g、铁皮石斛 100g、灵芝 200g、龙眼肉 200g、炒白芍 250g、金狗脊 250g、补骨脂 250g、巴戟天 200g、肉苁蓉 200g、胡桃肉 200g、红枣 250g、炙甘草 200g、陈皮 200g、肉桂 50g，兑入：阿胶 200g、冰糖 250g、黄酒 200g，如法制膏。每晨服一羹匙，温开水冲服。

随访：诸恙悉减，体质增强。

按：盛师认为，冬令进补的主要作用有：一是增强体质，提高机体的免疫力，以冀达到"治未病"（包括未病先防、既病防变、瘥后防复）的目的；二是抗老防衰，延年益寿。本例年逾古稀，肾精亏虚，气血不足，是自然的生理现象。通过冬令进补，原有病症若失，很少就医，表明体质明显增强，如能年年服用滋补膏方，有望延缓衰老。

例 3：癌肿术后扶正祛邪并治案

许某某，女，62 岁，2015 年 12 月 15 日初诊。

右乳腺癌三年前行手术和化疗，现感精神疲乏，容易感冒，夜寐入睡困难，面色尚红润，胃纳佳，大便正常。脉象弦缓，舌质淡红边有齿印带有紫色。证属癌肿手术和化疗损伤正气，久而尚未复元。何任教授治癌有十二字诀，谓："不断扶正，适时攻邪，随证治之"，诚得治癌之要旨，姑遵其法，拟用扶正抗癌，以膏方缓图之。

西洋参 150g、黄芪 250g、当归 250g、炒白芍 250g、生熟地黄各 250g、天麦门冬各 200g、炙甘草 200g、鳖甲胶 200g、铁皮石斛 150g、灵芝 100g、炒枣仁 250g、茯神 250g、夏枯草 250g、三叶青 200g、藤梨根 250g、半枝莲 250g、白花蛇舌草 250g、山海螺 250g、炒白术 250g、夜交藤 250g、龟板胶 200g、广木香 100g、红花 50g、龙眼肉 150g、红枣 200g、砂仁 60g，兑入：阿胶 200g、冰糖 200g、黄酒 200g，如法制膏。每晨服一羹匙，温开水冲服。

按：癌肿患者，经手术或放化疗治疗后，往往元气大伤，出现种种虚弱症候。中医治疗方法，大都以扶正固本为主，兼以解毒抗癌，冬令进补乃是最为适宜的治法。本例膏方在大队补益气阴药物的基础上，配以半枝莲、藤梨根、白花蛇舌草等抗癌之品，可谓扶正祛邪的两全之策。

例 4：温补脾肾兼祛风通络案

葛某某，女，71 岁，2015 年 12 月 10 日初诊。

脾肾阳虚，脾阳虚则运化不健，中焦气滞，症见脘宇胀痛，喜按喜温；肾阳虚则骨不坚实，是以颈椎腰椎膝关节酸痛，牵引臀部及两下肢痛楚。平素畏寒怯冷，显系阳气不足使然。脉象濡细，舌苔薄白。治宜温补脾肾为主，兼以祛风通络。方用理中汤、右归饮合化，复参独活寄生汤意。拟膏方缓图可也。

别直参 80g、炒白术 250g、淡干姜 200g、茯苓 250g、陈皮 250g、蒸黄精 250g、灵芝 100g、桑寄生 200g、杜仲 250g、黄肉 250g、鹿角霜 200g、怀牛膝 200g、当归 250g、炒白芍 250g、淮山药 250g、枸杞子 250g、菟丝子 250g、补骨脂 250g、肉苁蓉 200g、巴戟天 200g、仙灵脾 150g、独活 60g、秦艽 100g、炙甘草 200g、龙眼肉 200g、红枣 250g、砂仁 100g、天门冬 250g、川续断 250g，兑入：阿胶 200g、冰糖 200g、黄酒 200g，如法制膏。每晨服一羹匙，温开水冲服。

按：本例见症，显系脾肾阳虚所致，用理中汤、右归饮甚为恰当。盖右归饮为《景岳全书》方，功能温补肾阳，其制方特点是"阴中求阳"，诚如张景岳所说："善补阳者，必于阴中求阳，则阳得阴助而生化无穷。"独活寄生汤功能补养肝肾，祛风通痹，对腰椎骨质增生和膝关节骨性关节炎多有疗效。本例融上述两方并加以加减，洵属对证之治，以膏方缓调，亦颇合适。

例5：心脾肾三脏俱虚致经间期出血案

陈某某，女，32岁，2015年11月26日初诊。

心脾肾三脏俱虚，心虚则神不安藏，是以夜寐梦多易醒；脾虚则气血生化不足，遂令面色萎黄，头发易脱，发为血之余故也；肾虚则封藏失固，以致小便频多。又心主血，脾统血，肾主冲任，今三脏虚弱，故月经不调，经间期出血点滴难净，实属"崩漏"之渐。脉象濡缓，舌淡红边有齿印，乃体虚之征象。时届冬令封藏时节，最宜补养，方用归脾汤、三才汤、左归饮、六君子汤、胶艾汤合化，并佐以理气助运之品，俾补而不滞，滋而不腻，庶几效验更著。

熟地黄300g、当归300g、艾叶炭200g、炒白芍250g、生晒参200g、黄芪300g、炒白术300g、枸杞子300g、灵芝150g、苎麻根150g、广木香150g、龙眼肉200g、茯神250g、炙远志200g、炒枣仁250g、天麦冬各250g、杜仲250g、龟板胶250g、陈皮150g、铁皮石斛150g、黄肉250g、淮山药300g、地榆炭150g、蒸黄精250g、桑葚子250g、红枣250g、炙甘草200g，兑入：阿胶250g、冰糖250g、芝麻200g、胡桃肉200g、黄酒200g，如法制膏。每晨服一羹匙，温开水冲服。

按：心主血，脾统血，冲任两脉隶属于肾。本例的主要症状是经间期出血点滴难净，结合其他症状，显系心脾肾三脏俱虚而致，故药用归脾汤、三才汤、左归饮、六君子汤、胶艾汤合化，复入苎麻根、艾叶炭、地榆炭止血之品。药后收效显著，次年（2016 年）要求续服膏方，以巩固疗效。

例6：本虚标实补消兼治案

杨某某，男，37 岁，2016 年 1 月 18 日初诊。

心脾两虚，心虚神不安藏则夜寐不酣，心慌，记忆减退；脾虚运化不健则脘宇痞胀，面色萎黄。盖脾属土，肝属木，脾虚则肝木乘之，遂令胃痛、泛酸。脉象弦缓是脾虚木横之明征；舌苔薄腻乃湿食积滞之征象。治宜补养心脾固其本，疏肝化湿图其标，复参消食之品。方用六君子汤合柴胡疏肝散、左金丸化裁。

别直参 60g、炒白术 200g、茯苓神各 100g、陈皮 100g、制半夏 100g、柴胡 100g、炒白芍 150g、黄芪 250g、当归 200g、炒枣仁 200g、炙远志 150g、制香附 150g、枳壳 150g、灵芝 100g、龙眼肉 150g、广木香 100g、铁皮石斛 80g、红枣 150g、淡吴萸 20g、黄连 60g、谷麦芽各 100g、炙鸡内金 80g，兑入：阿胶 150g、冰糖 150g、胡桃肉粉 150g、芝麻粉 150g、虫草菌粉 60g，黄酒 150g，如法制膏。每晨服一羹匙，温开水冲服。

按：本例西医诊断为神经官能症和慢性胃炎。脉症合参，当属本虚标实之证，治当标本兼顾，不宜单纯滋补而留邪为害，更不宜一味祛邪益伤正气。这里值得一提的是，盛师应用补益之剂，强调"通补而不宜守补"，通补即补中有通，常在滋补方中佐以陈皮、砂仁、木香之类，以利补药消化吸收；守补俗称"呆补"，即滋补方中缺乏流通之药，常使补药腻膈，不仅难以奏效，反而有呆胃难消之弊。

例7：气血两虚肝肾不足案

李某某，男，55岁，2015年12月29日初诊。

平素气血虚衰，肝肾不足，症见面色不华，精神不振，夜寐不宁。脉象细弱，舌苔薄白。更兼性欲减退，畏寒怯冷。治宜补养气血，益肾填精。方用十全大补汤合六味地黄汤、五子衍宗丸化裁。

生晒参100g、炒白术150g、茯苓神各150g、当归200g、炒白芍150g、黄芪250g、枸杞子200g、生地黄250g、淮山药250g、萸肉200g、败龟板200g、绞股蓝200g、菟丝子200g、覆盆子200g、五味子150g、炒枣仁200g、铁皮石斛100g、龙眼肉200g、红枣250g、杜仲200g、蒸黄精200g、炙甘草150g、夜交藤200g、陈皮100g，兑入：阿胶150g、冰糖200g、黄酒200g，如法制膏。每晨服一羹匙，温开水冲服。

按：五子衍宗丸出《证治准绳》，由菟丝子、五味子、覆盆子、车前子、枸杞子组成，功能填精益肾，温补肾阳。原治肾虚遗精，阳痿早泄，久不生育等症。本例与十全大补汤、六味地黄汤合用，意在补益气血，温补肝肾，有望获得良效。

例8：心脾两虚冲任不调案

王某，女，28岁，2016年1月4日初诊。

心主神明，心营不足，神失安藏，是以夜寐不宁，心情不舒；冲任两脉隶属于肾，肾虚则冲任不调，遂令月经愆期量少。又脾为气血生化之源，脾虚则运化失健，气血乏源，以致面色萎黄，精神疲乏，经来量少与此亦密切相关。脉象濡细，舌淡红边有齿印，显系气血两虚之象。盖妇人以血为本，欲营血充盈，须从调理心脾肾三脏着手。宜膏方缓图，方用三才汤、归脾汤、右归饮合化。

党参 250g、黄芪 300g、炒白术 250g、当归 250g、炒白芍 200g、熟地黄 300g、灵芝 100g、肉桂 60g、茯苓 250g、败龟板 250g、鹿角霜 150g、枸杞子 250g、龙眼肉 200g、炒枣仁 250g、茯神 200g、炙远志 150g、广木香 60g、淮山药 250g、萸肉 250g、肉苁蓉 200g、巴戟天 150g、杜仲 250g、炙甘草 200g、红枣 200g、天门冬 250g，兑入：阿胶 150g、冰糖 200g、黄酒 200g，如法制膏。每晨服一羹匙，温开水冲服。

按：案中对其病机、病位、病性作了分析，并对证投剂，膏方缓图，希冀心脾得补，冲任得调，诸恙自可向愈。这里值得一提的是，盛师所拟冬令进补膏方，十分推崇三才汤，认为此方精气神俱补，药简效宏，常与其他方药合并应用，效果显著。

[说解]

民间有冬令进补的习俗，近年来随着人民生活水平的提高，十分风行。因为冬令系封藏季节，自然界万物蛰藏，人体之精气亦应时固藏，此时进补，能最大限度地发挥作用。基于此，盛师认为对虚弱体质（含气虚质、阳虚质和阴虚质），趁机采取辨体施治，投以滋补膏方，可收良效。即使是体虚夹有疾病的患者，运用辨体与辨证相结合的疗法，亦可达到扶正祛邪，有利于疾病的康复。这里值得指出的是，盛师对中医体质学说研究有素，于是对冬令进补，十分强调"辨体质，开膏方"，并根据中华中医药学会颁布的《中医体质分类与判定》标准，将人的体质分为 9 种类型，即平和质、气虚质、阳虚质、阴虚质、气郁质、痰湿质、湿热质、血瘀质和特禀质，其中平和质属正常体质，其他 8 种体质均属偏颇体质。盛师针对不同体质，拟订相应的膏方，其效果更佳。现将盛师这方面的处方用药经验，概述如下：

1. 平和质

（1）主要表现：面色、肤色润泽，头发稠密有光泽，目光有神，唇色红润，精力充沛，不易疲劳，睡眠、食欲良好，大小便正常，舌色淡红，苔薄白，脉和缓有力。

也许大家会问：平和质既然属于正常体质，是否还需要进补？盛师回答是肯定的。因为平和质在某些条件影响下，如过度劳累，饮食不节，精神刺激等，也可转变为偏颇体质，因此采取适当方药进行调理，巩固原有的正常体质，可防止向异常体质转化，还可以收到抗老防衰，延年益寿的效果，何乐而不为。

（2）膏方主药：人参、地黄、天门冬。另加阿胶、白蜜或冰糖（高血糖者改用木糖醇）、黄酒等赋形剂和调味品。

说明：人参、地黄、天门冬三药，名三才汤，功能精气神俱补，是进补的基本方，不仅适合于平和体质，而且对于下列偏颇体质，只要配合相应药物，也可采用。

2. 气虚质

（1）主要表现：平素语音低弱，气短懒言，容易疲乏，精神不振，易出汗，舌淡红，舌边有齿痕，脉弱。

（2）膏方主药：人参、地黄、天门冬、白术、黄芪、陈皮、茯苓、淮山药、炙甘草。（赋形剂和调味品同上）

3. 阳虚质

（1）主要表现：平素畏冷，手足不温，喜热饮食，精神不振，舌淡胖嫩，脉沉迟。

（2）膏方主药：人参、地黄、天门冬、淮山药、萸肉、枸杞子、菟丝子、巴戟天、肉苁蓉、杜仲、鹿角霜、仙灵脾、炙甘

草。（赋形剂和调味品同上）

4. 阴虚质

（1）主要表现：口燥咽干，眩晕耳鸣，两目干涩，视物模糊，皮肤干燥，大便燥结，小便短少，舌少津少苔，脉细。

（2）膏方主药：人参、地黄、天门冬、淮山药、萸肉、铁皮石斛、麦冬、知母、龟板、女贞子、鹿角霜、菟丝子。（赋形剂和调味品同上）

5. 痰湿质

（1）主要表现：面部皮肤油脂较多，多汗且黏，胸闷，痰多，口黏腻或甜，苔腻，脉滑。

（2）膏方主药：人参、地黄、天门冬、黄芪、当归、白术、苍术、制川朴、陈皮、茯苓、米仁、泽泻、制半夏、焦山楂。（赋形剂和调味品同上）

6. 湿热质

（1）主要表现：面垢油光，易生痤疮，口苦口干，身重困倦，大便黏滞不畅或燥结，小便短黄，男性易阴囊潮湿，女性易带下增多，舌质偏红，苔黄腻，脉滑数。

（2）膏方主药：人参、地黄、天门冬、黄芪、当归、茵陈、滑石、藿香、米仁、黄芩、茯苓、焦山栀、干芦根。（赋形剂和调味品同上）

7. 血瘀质

（1）主要表现：肤色晦黯，色素沉着，容易出现瘀斑，口唇黯淡，舌黯或有瘀点，舌下络脉紫黯或增粗，脉涩。

（2）膏方主药：人参、天门冬、地黄、黄芪、赤芍药、当归、川芎、桃仁、红花、丹参、檀香。（赋形剂和调味品同上）

8. 气郁质

（1）主要表现：神情抑郁，情感脆弱，烦闷不乐，舌淡红，苔薄白，脉弦。

（2）膏方主药：人参、地黄、天门冬、柴胡、炒白芍、枳壳、川芎、制香附、合欢皮、六神曲、广郁金、绿梅花、炙甘草。（赋形剂和调味品同上）

9. 特禀质

（1）主要表现：过敏体质者常见哮喘、风团、咽痒、鼻塞、喷嚏等；患遗传疾病者有垂直遗传、先天性、家族性特征；患胎传性疾病者具有母体影响胎儿个体生长发育及相关疾病特征。

（2）膏方主药：人参、地黄、天门冬、黄芪、炒白术、防风、制女贞子、旱莲草、蝉衣、乌梅、银柴胡、五味子、炙甘草、紫河车。（赋形剂和调味品同上）

总之，盛师认为冬令进补必须根据就诊者的体质状况，"因人制宜"的配以适当膏方，这样才能发挥更好的效果。所用药物，不在于贵，也不在于多，而在于对人下药，恰到好处。

附论文：

借古鉴今　写好医案

一、问题的提出

医案是记载诊疗疾病的病历。早在西汉时期，淳于意就将自己诊病的记录称为"诊籍"，语见《史记·扁鹊仓公列传》："臣意所诊者，皆有诊籍"。这可以说是病历医案的肇始。说起医案，笔者认为它是中医优秀文化中的璀璨明珠，也是中医百花园中的一朵奇葩。国学大师章太炎对此有极高的评价，尝谓："中医之成绩，医案最著，欲求前人之经验心得，医案最有线索可寻，循此钻研，事半功倍。"清代医家周学海也曾说过："宋以后医书，唯医案最好看，不似注释古书之多穿凿也。每部医案中必有一生最得力处，潜心研究，最能汲取众家之长。"的确，医案是历代医生活生生的临证记录，最能反映各医家的临床经验，对临证有着重要指导意义和实用价值。同时，医案又是临证医生业务技术的最具体的体现，诚如国医大师干祖望所说："医案是衡量中医临床特色与水平的重要砝码"。

对照当今临床，不少医生对医案的重要性认识不足，书写时粗枝大叶，草率为之，存在着诸多亟待改正的问题，主要表现在以下四点：

一是记录不详，表述过简。如有些医案仅记述患者一些症状，对病因、病机、病位、病性和治法等缺乏分析，文字显得十分简陋，甚至一则医案只有寥寥几个字，如某案载："发热、咳嗽"，接下去就是方药。于是被人戏称为"电报医案"，根本谈不上理法方药的完整性和一致性。

二是字迹潦草，辨认不清。这是普遍存在的问题，往往使病人无法识得，药房苦于辨认，难免会给医疗纠纷乃至医疗事故埋下祸根。

三是错字较多，文句不通。如某案载："患者头重，腹胀、尿黄，为湿热迷慢三焦。"不难看出，"迷慢"当是"弥漫"之误。这在一定程度上反映医者文字功底浅薄，基础不够扎实。

四是缺乏逻辑，有悖医理。如某案载："外感风湿之邪，头蒙如裹，身重体痛，拟宣散风湿，方用葱豉桔梗汤"。显然，所用方剂与证相忤。盖葱豉桔梗汤（葱白、桔梗、栀子、薄荷、连翘、豆豉、竹叶、甘草）功能解表清热，一般用于风温表证，而该例当为风湿伤表，以羌活胜湿汤为宜。

如何解决上述问题，笔者认为应借古鉴今，努力吸取古代名家医案的精华，结合现代临床实际，认真书写医案。

二、书写医案的建议

一则好的医案，可谓熔医术和书法于一炉，技艺双馨，美不胜收，不失为一帧极妙的文物精品，具有很高学术和欣赏价值。为达此目的，笔者建议从以下几点加以着力：

1. **理法方药，环环相扣**。"理"即是辨证。是在通过"四诊"获得信息的基础上，对病因、病机、病性、病位等进行分析，从而得出诊断的结论。因此，"理"是指导治疗立法、处方、用药的依据，所谓"法随理立，方随法订，药随方遣"，四者紧密关联，应环环相扣，缺一不可，而且要互相贴切，切忌矛盾抵触，尤其是初诊医案，力求做到理法方药的完整性和一致性。

案例：时疫来势甚暴，目赤口渴，壮热无汗，斑疹隐约未透，烦躁不已，脘腹按之作痛，大小便闭涩，热毒内炽，邪势不能外达，防有内陷昏喘之变，考诸《内经》病机，暴注下迫，皆属于热。长沙方论急下一法，亦正为存阴而设。兹拟仿凉膈法，并加味酌治，俾热从外出，火从下泄，冀其邪去正复，得有转机。

连翘三钱　大黄一钱（酒浸）　芒硝一钱五分　牛蒡子一钱五分　枳实一钱　栀子八分（炒黑）　甘草一钱五分　淡黄芩八分　薄荷八分　竹叶一钱　生白蜜半盏(《南雅堂医案》)

按：本案"热毒内炽，邪势不能外达"，"暴注下迫，皆属于热"，理也；"急下存阴"，法也；"仿凉膈散"，方也；"连翘……生白蜜"，药也。四者环环相扣，互相契合，体现了理法方药的完整性和一致性。

2. **真假疑似，表述清楚**。在疾病特别是危重病证过程中，常可出现真假疑似症候，若辨证不清，误投药剂，祸不旋踵。前贤对此有深刻的论述和告诫，所谓"重阴必阳，重阳必阴"，"热极生寒，寒极生热"，"大实有羸状，至虚有盛候"等等，均是辨别真假疑似病证的名言和警句。在古代名家医案中，不乏此类病例。这就要求我们临证对真假疑似病证，务必要透过假象抓住本质，洞识"庐山真面目"，才能做出鉴别诊断，治疗庶几无误。遇到此等证情，必须在医案中分析和表述清楚。

案例：徐国祯伤案六七日，身热目赤，索水到前复置不饮，异常大躁，将门牖洞启，身卧地上，辗转不快，更求入井。一医汹汹，急以承气与服。余诊其脉，洪大无伦，重按无力。谓曰：此用人参、附子、干姜之证，奈何认为下证耶？医曰：身热目赤，有余之邪躁急若此，再以人参、附子、干姜服之，逾垣上屋矣。余曰：阳欲暴脱，外显假热，内有真寒，以姜、附投之，尚恐不胜回阳之任，况敢以纯阴之药重劫其阳乎？观其得水不欲咽，情已大露，岂水尚不欲咽，而反可咽大黄、芒硝乎？天气燠蒸，必有大雨，此证顷刻一身大汗，不可救矣。且既认大热为阳证，则下之必成结胸，更可虑也。惟用姜、附，所谓补中有发，并可以散邪退热，一举两得，至稳至当之法，何可致疑？吾在此久坐，如有差误，吾任其咎。于是以附子、干姜各五钱，人参三钱，甘草二钱，煎成冷服，服后寒战，戛齿有声，以重绵和头覆之，缩手不肯与诊，阳微之状始著。再与前药一剂，微汗热退而安。（《寓意草》）

家杜参再侄，腹痛不可忍，脉右关沉滑而数，自云连日困于酒食，向来大便，每日一次，今腹中大痛，大便三日未行，然腹下痛处，必以物重按住，痛势稍缓。诊脉之时，仍以小枕抵腹，予按昔人辨痛之法，则云按之痛甚者为实，按之不痛者为虚，乃杜参极喜重按，似属虚矣。然脉滑为食，数则为热，又属实矣。仲景云寸口脉涩，知有宿食，当下之。又云腹中满痛，此为实也，当下之。盖宿食之脉，初则沉滑，久则反涩。杜参停食未久，故滑而不涩，况伤食恶食，大便愆期，腹满而痛，且按之不过稍缓，而痛仍在，其为实无疑矣。遂以木香、厚朴、炒山楂、枳实、大黄下之。二剂，大便方行而愈。因忆仲景治腹中受寒，上下痛不可触近者，用大建中汤。薛氏治胎堕后，服破血药，腹痛拒按，用八珍汤。彼此参看，知医理不可执一，是在神而明之耳。（《赤崖医案》）

按：以上两案，均属真假疑似重证，医者通过仔细辨别，抓住了病理症结之所在，不为假象所惑，投剂准确，使患者得以痊愈。其辨识之方法，鉴别之关键，跃然纸上。此等医案，为后世辨别真假疑似病证树立了典范，值得细玩。

3. **引用据典，加以佐证**。古代名家的医案，常引用典籍文句，有理有据的说明辨证施治的理论和实践依据，藉以增强运用理法方药的说服力，颇值得借鉴。

案例：巴圣嘉兄令政，体向多疾，夏间病疟，气血未复，一月余因小拂意，不时发厥，渐觉手足拘挛不温，食入无几，大肉尽脱，气息低微，颇延名医，毫无效验，已议治木矣。乃复重托于予，予曰：此《内经》筋痿坏症也。然前贤谓诸痿生于肺热，而治痿独取阳明。肺热则不能管摄一身，脾伤则四肢不能为用。《经》言大肉已脱，九候虽调犹死。又曰安谷则昌，绝谷则亡。今病势已剧，而且闻食则呕，身如柴枝，脉之虚细弦数无常，真望之而欲去矣。无已，为之权其轻重，活法在人，先以四君子汤加白芍、粳米等，以扶元益土。数服，胃气稍开。半月后，髀间肉微生，厥亦不复发。予曰是大有生机矣。而手足挛曲如故，改用虎潜丸，当归、白芍、熟地、白术、黄柏、茯苓、木瓜、龟板、羚羊角、虎胫骨（注：现已禁用），蜜丸。服一料后，手足心汗出，凝如鱼胶，亦一奇也。自此手足温和，渐能屈伸运动，两月而病愈。（《赤崖医案》）

按：本例痿证，医者在医案中恰到好处地引用了前贤"诸痿生于肺热，而治痿独取阳明。"又引《内经》"大肉已脱，九候虽调犹死。""安谷则昌，绝谷则亡。"意在佐证立法处方用药的依据所在，提高了可信性。

对照时下医案，引证据典者少之又少，这当然与主治医生少读典籍特别是古代名著有关。近年中医界有识之士大声疾呼"读经典，做临床"，这无疑对书写医案亦有裨益。

4. **案语表述，富有文采**。一则好的医案，案语表述不仅要通俗易懂，符合逻辑，而且还要富有文采，增强其可读性，这在古代名家医案中有充分体现。

案例：平日操劳过思，心脾阴气暗耗，年已花甲有余，肝肾元海渐衰。心脾者，火土也，火虚则土弱，土弱则湿胜；肝肾者，木火也，水亏则木旺，木旺则火升。脾有湿火，肝有相火，是肺金所伤之源。湿火与木火交煽而互蒸结为脾浊，溢于上窍，久久欠散，结为窠囊，清气入之，浑然不觉，浊气入之，顷刻与痰浊狼狈相助，阻塞关隘，不容呼吸出入，而呼吸之气转触其痰，遂使气急如喘，痰壅咳逆，涎涕交出，状若伤风。顷诊脉象左手三部虚大而数，右手三部滑大而数，舌苔黄腻，并不干燥，黄腻者湿火也，而脉滑大者痰火也，弦大者木火也，推测病情，总由浊痰随火而上乘，所谓火动则气升，气升则痰升，丹溪所云，气有余便是火，故治痰以治火为先也。然气既与火而上升，亦可随火而下降，火降而气不降者何也？盖因窠囊之痰实其所造之区，不可以侨寓其中，转使清气逼处不安，亦若为乱者然，如寇贼依山傍险蟠据一方，此方之民，势必扰乱而从寇也。故虽以治火为先，然治火不治其痰者无益也，治痰不治窠囊之痰与不治等也。治痰之道，曰驱、曰导、曰涌、曰涤，前人之法不为不详。至于窠囊之痰，如蜂子之穴于房中，如莲子之嵌于蓬内，生长则易，剥落则难，由其外窒中宽，任用驱、导、涌、涤之药，徒伤他脏，此实闭拒而不纳耳。究而言之，岂第窠囊之痰不易除，即肺叶之外，募原之内，顽痰凝结多年，如树之有萝，宅之有苔，附托相安，仓卒有艰于划伐哉！为今之计，当用泻肺之急以涤痰，潜肝之火以降气，务使左升不致太过，右降方可有权，则肺中之浊痰解散下行，从前后二阴而出，此上气喘急庶缓矣！

葶苈子　杏仁　橘红　白石英　仙半夏　茯苓　牛膝　川贝
丹皮　石决明　黛蛤散　瓜蒌皮(《金子久医案》)

按：本案文句精彩，比喻惟妙惟肖，读来朗朗上口，确是一则不可多得的佳案。金子久是清代浙籍著名医家，其医案极富文采，秦伯未曾评介说："案语多俪体，千言立就，一时无两。"姚若琴也称颂："先生善属文，深得六朝神髓，故案语多以俪辞为之，有枚乘之速，相如之工。"古代名家讲究医案的文采，于此可见一斑。

5. **医案书法，珠联璧合**。这在古代名家医案中，书法精湛，字体优雅，不难窥见。笔者以为，书法医案合璧，融两大"国粹"于一体，这也是中医优秀文化的特色之一。为了表达这一特色，我们曾邀请中医界知名书法专家沈钦荣教授书写了二则古代名家医案，以供读者欣赏。

联系当今临床，有的医案字迹潦草，对照上列 2 幅书法医案，不禁汗颜。

6. 疗效评价，中肯得当。疗效是检验医者技术高低的主要标准，在书写医案时，对自己所治病人的疗效，应实事求是的评价，不能随意拔高和夸大。这在古代名家医案中，存在着正反两个方面：正的方面是客观予以评价，有一说一，有二说二；反的方面是言过其实，诸如"效如桴鼓""覆杯而愈""霍然而起""立竿见影"之类言辞，不免使人顿生疑惑，深感有失公允。现代由于医学技术的不断发展，评价疗效的指标愈来愈多，愈来愈精，因此不能光凭宏观的指标予以评价。还有一个值得注意的问题，少数患者为了顾全医生的面子，不好意思说效果差，违心说效果还好，这俗语称"面子疗效"，必须注意排除。此外，对前医的治疗效果，也需公正评价，不能故意贬低，这在古代医案中并不鲜见，我们当引以为戒，这实际上也是关系到医德医风的原则问题，岂可等闲视之。

总之，医案在很大程度上反映一个医生的技术水平和治学态度。作为肩负"人命关天"重任的医生，必须充分认识医案是关系到医术医德的一件大事，切勿掉以轻心。最后还须指出，学习古人医案，并不意味着厚古薄今，向前人看齐，而是吸取其精华，为现实服务。时代在发展，医学在进步，现代医案特别是病房病历，要比古代医案复杂得多，先进得多，因此我们应借古鉴今，取长补短，着力创新，不断提高书写医案的水平，促进中医药文化的传承和发展。